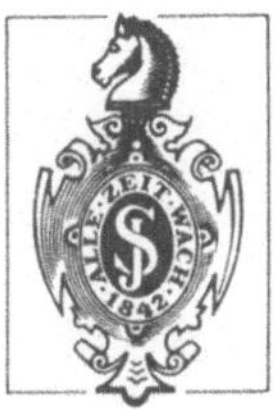

R. Schneider

Die intertrochantere Osteotomie bei Coxarthrose

Mit 31 Abbildungen

Springer-Verlag
Berlin Heidelberg New York 1979

Professor Dr. Robert Schneider
Spez.-Arzt für Chirurgie
Regionalspital
CH-2502 Biel

ISBN-13:978-3-642-48075-1   e-ISBN-13:978-3-642-48074-4
DOI:10.1007/978-3-642-48074-4

CIP-Kurztitelaufnahme der Deutschen Bibliothek.
Schneider, Robert:
Die intertrochantere Osteotomie bei Coxarthrose / R. Schneider. –
Berlin, Heidelberg, New York: Springer, 1979.

Satz- u. Bindearbeiten: G. Appl, Wemding. Druck: aprinta, Wemding
2127/3140-543210

Meiner lieben, verständnisvollen Frau

Vorwort

Den Weg von der Allgemeinchirurgie zur Hüftchirurgie zu finden, brauchte es in den 50er Jahren den Glücksfall einer zündenden Anregung. Es war für mich die Begegnung mit Maurice E. Müller, der seit 1952 regelmäßig nach Großhöchstetten kam und dem ich die ganze Einführung in die Problematik der Osteosynthese und der operativen Behandlung der Coxarthrose verdanke. Insbesondere sein Buch über die hüftnahen Femurosteotomien von 1957 und das praktische Erlebnis der Gelenkregeneration nach intertrochanterer Osteotomie wurden für mich wegleitend. Die Problematik bestand damals wie heute in der Planung und in der Verwirklichung der Planung. Die damaligen Osteosynthesen mit Schrauben, Spickdrähten, Zuggurtungsdrähten, Nägeln und vielfachen Platten waren unbefriedigend, da sie die fehlerlose Verwirklichung eines Operationsplanes nicht ermöglichten. Erst die Einführung der AO-Hüftplatten durch Müller im Juli 1959 ergab durch drei Elemente die präzise Verwirklichung des Operationsplans. Es sind dies

- der bekannte, feste Winkel zwischen Plattenklinge und Platte
- das Schneiden des Klingensitzes vor der Osteotomie nach Berechnung seiner Lage
- die stabile Osteosynthese durch interfragmentäre Kompression.

Es muß heute die entscheidende Bedeutung dieser Entwicklung betont werden. Die raffinierten, mehrdimensionalen Korrekturen wären ohne exakte Verwirklichung des Operationsplans und ohne stabile Osteosynthese undenkbar. Auch die Technik der Osteotomie hat sich in dieser Zeit geändert. Bis 1967 haben wir sie mit Bohrlöchern,

Meißel und Giglisäge vorgenommen. Die Oszillationssäge ist unentbehrlich geworden.

Mein erster Dank gilt meinem alten Freund Maurice E. Müller.

Die vorliegende Arbeit ist durchaus pragmatisch und ohne Anstellung eines Ingenieurs entstanden. Sie mag wenig wissenschaftlich aussehen, hat aber den Vorteil, daß sie auf nunmehr 20-jähriger Erfahrung und genauer Dokumentation beruht. Sie bemüht sich, klare praktische Hinweise in wenigen Sätzen zu vermitteln. Man mag den Begriff „Erfahrung" definieren wie man will, eines ist sicher, sie braucht Geduld und damit Zeit und ist deshalb eine der schönsten Früchte des Alters.

Dem damaligen cand. med. Rudolf Müller danke ich für seine Arbeit über „Das Schicksal der nicht operativ behandelten Coxarthrose". Der Wert einer Arbeit mißt sich bekanntlich an dem, was passiert, wenn sie nicht geleistet wird.

Herrn Ulrich Gigon bin ich dankbar für die Bearbeitung der 2–5-Jahresresultate, Herrn Andreas Beck für Nachuntersuchungen und seine schöne Arbeit über 12–15-Jahresresultate. Herr Klaus Oberli als Graphiker und Herr Urs Keller als Fotograf haben bereitwillig geholfen. Ihre Leistung sei lobend erwähnt. Schließlich hängt Entscheidendes von der gewissenhaften Führung der Dokumentation ab. So habe ich meine treue, langjährige Mitarbeiterin Frl. Liselotte Müller dankbar zu erwähnen.

Einen besonderen Dank verdient der Springer-Verlag dafür, daß er sich bereiterklärt hat, die Aussage der Bilddokumentation zu pflegen und das Büchlein in der vorliegenden Form herauszugeben.

Biel, im Juli 1979

Robert Schneider

Inhaltsverzeichnis

1. Einleitung

Im heutigen Prothesenzeitalter erscheint es uns wichtig, auf die Möglichkeiten der intertrochanteren Osteotomie als gelenkerhaltenden Eingriff bei Coxarthrose hinzuweisen. In vielen Fällen kann der Eingriff mit gutem Erfolg nach vielen Jahren wiederholt werden. Der Ausweg Totalprothese bleibt offen.
Die Erfahrung mit 786 intertrochanteren Osteotomien seit 1959 bildet die Grundlage zu dieser Arbeit. Eine Nachuntersuchung eines Kollektivs von 109 Osteotomien aus den Jahren 1959–1962 nach durchschnittlich 13 Jahren hat ergeben, daß trotz der damals weiten und weniger präzisen Indikationsstellung mit ca. 50% befriedigenden Dauerresultaten gerechnet werden kann. Nach bisherigen Erfahrungen dürfte die Komplikationsrate der Totalprothesenoperation nach einer vergleichbaren Zeit auch etwa 50% betragen. Die Mißerfolge nach Totalprothesenoperationen stellen aber schwierigere, in vielen Fällen nur unbefriedigend zu lösende therapeutische Probleme dar. Wir sind uns bewußt, daß durch die laufende Verbesserung der Totalprothesen-Technik zukünftig wesentlich verbesserte Totalprothesen-Ergebnisse zu erwarten sein werden. So lange uns aber diese Beweise fehlen, sind wir verpflichtet, die Indikation zur intertrochanteren Osteotomie zu prüfen, bevor eine Totalprothese eingesetzt wird.
Voraussetzung für die erstrebte Gelenkregeneration nach einer intertrochanteren Osteotomie ist lebender, reaktionsfähiger Knochen und die frühe postoperative schmerzfreie Bewegung zur Sicherung der Knorpelernährung, die durch Walkung erfolgt. Eine weitere Voraussetzung ist die korrekte Operationsplanung und entsprechende Ausführung des Eingriffs. Die frühe schmerzfreie Bewegung und die Sicherung der operativ vorgenommenen Stellungskorrektur ist erst durch die Einführung der stabilen Osteosynthese nach dem Prinzip der interfragmentären Kompression möglich geworden. Die intertrochantere Osteotomie erfordert eine längere Rekonvaleszenz als die Totalprothese. Sie stellt deshalb an die Geduld des Patienten höhere Anforderungen. Eine entsprechende psychologische Vorbereitung ist wichtig. Wegen der überragenden Rolle der postoperativen aktiven Bewegung bei möglichst reduzierter Belastung ist eine gutwillige Mitarbeit des Patien-

ten erforderlich. Ängstliche Spastiker, Misanthrope und Besserwisser stellen ein gutes Resultat von vorneherein in Frage und sind deshalb im Zweifelsfall von der Indikation auszuschließen. Von besonderer Bedeutung ist auch eine psychologisch geschickte, einsatzvolle und fachkundige Betreuung nach der Operation.

Es gibt wohl Situationen, es sind vor allem die klassischen Valgisationsindikationen, bei denen mit größter Wahrscheinlichkeit ein Erfolg der intertrochanteren Osteotomie vorausgesagt werden kann.

Daneben gilt es, die Fälle mit weniger sicherer Prognose zu erkennen. Sie hängen mit der Schwierigkeit zusammen, die Vitalität, das heißt die Reaktivität des Hüftkopfes, zu beurteilen. Bei radiologisch fast gleichen Ausgangslagen kann es positive oder negative Überraschungen geben. Es ist denkbar, daß zukünftig mit dem Einsatz von Angiographie und Szintigraphie eine sicherere Prognose möglich wird.

Eine Kontrolle des durchschnittlichen spontanen Verlaufs bei 100 Coxarthrosen unter konservativer Therapie während durchschnittlich 17,3 Monaten hat uns 1963 gelehrt, daß mit einer progredienten Verschlimmerung zu rechnen ist. Obwohl es sich dabei um relativ leichte, noch nicht operationsreife Fälle gehandelt hat, nahmen die Schmerzen zu, die Gehstrecke von 3,8 auf 2,1 km ab, die funktionelle Beinlänge blieb gleich, der Flexionsumfang ging von $60°$ auf $47°$, der Rotationsumfang von $15°$ auf $9°$, die Extension von $165°$ auf $161°$ zurück. Die Resultate unserer Eingriffe bei den schwereren, operationsreifen Fällen müssen zu dieser spontanen Verlaufstendenz in Beziehung gebracht werden.

2. Indikation

Die Indikation zur intertrochanteren Osteotomie kann nur erfolgreich gestellt werden, wenn die mechanischen und biologischen Möglichkeiten dieses Eingriffs bekannt sind.
Obwohl hier die grundlegenden Gedanken von Pauwels als bekannt vorausgesetzt sind, erscheinen uns aus praktisch-klinischer Sicht die folgenden Überlegungen notwendig.

2.1. Gedanken zur Pathogenese

Unter physiologischen Belastungsverhältnissen besteht ein Gleichgewicht von Knochen- und Knorpelabbau und Aufbau.
Alleinige mechanische Überlastung ist in der Lage, dieses Gleichgewicht zu stören. Es kommt zu einer Zerrüttung des Knorpels mit Verschleiß bis zur völligen Usur. Unter diesem Knorpel reagiert normal vaskularisierter, reaktionsfähiger Knochen zuerst mit Sklerosierung, später mit Zystenbildung, Deformation und Osteophytenbildung. Eine solche mechanische Überlastung kann bei den sogenannt sekundären Arthrosen allein vorliegen. Im Einzelfall einer sekundären Arthrose kann die Rolle einer gewissen individuellen Disposition durch relative Gewebeinsuffizienz schwer abgeschätzt werden.
Früher hat man den einmal eingetretenen Verschleiß eines arthrotischen Gelenkes als schicksalshaft irreversibel hingenommen. Heute wissen wir, daß die Behebung oder Besserung der mechanischen Überlastung das gestörte Gleichgewicht wiederherstellt und regenerativen Kräften die Möglichkeit gibt, durch Umbau und Neubau ein schwer geschädigtes Gelenk wiederherzustellen (Abb. 1–3).

Das Wesen der mechanischen Überlastung umfaßt grundsätzlich 2 Komponenten, die erkannt werden müssen:

a) Die pathologische Vermehrung des Gesamtdruckes durch
– Gewichtsvermehrung, Schwerarbeit
– zu steilen Schenkelhalswinkel mit verkürztem Hebelarm der Abduktoren

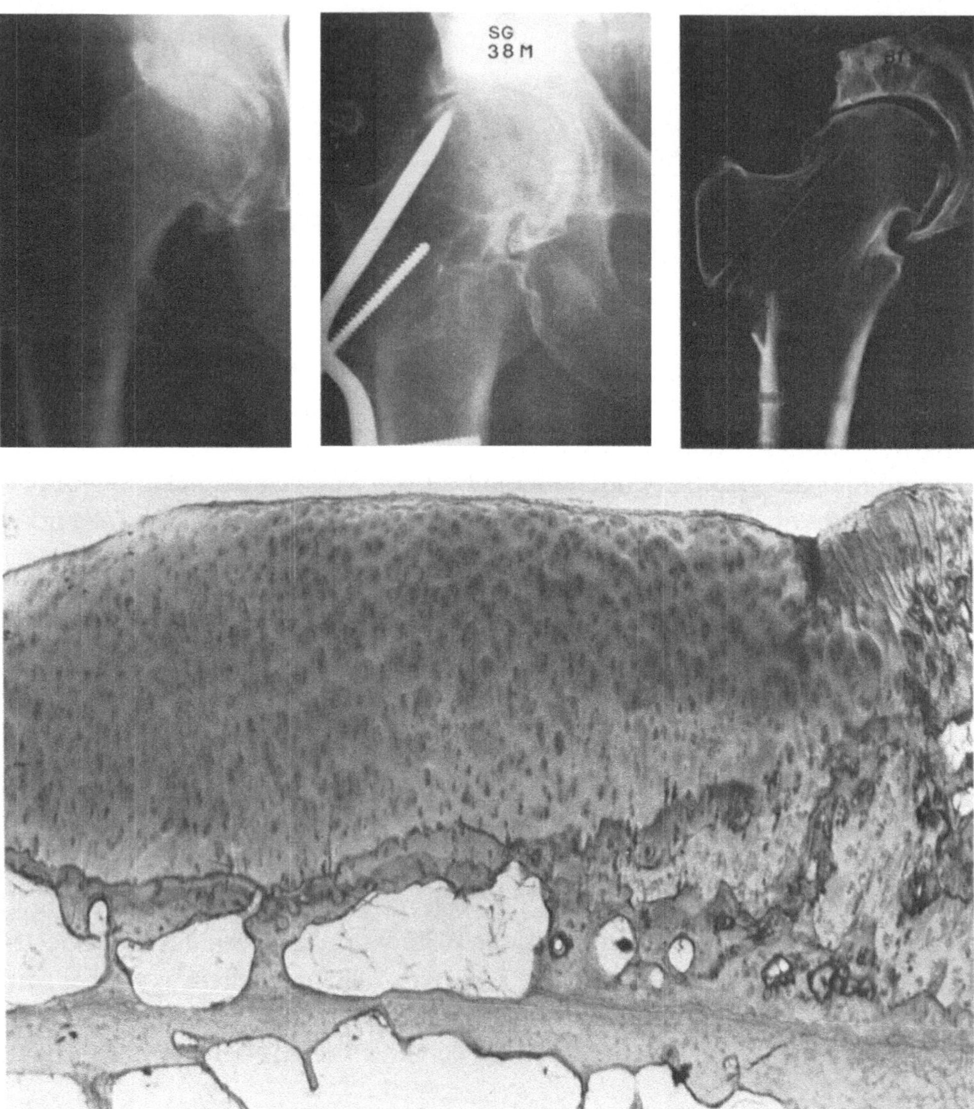

Abb. 1. 66-jähriger Kaufmann, mäßige Gelenkregeneration, 38 Monate und 81 Monate nach einer schrägen Valgisations-Verschiebe-Osteotomie. Herztod nach 81 Monaten. Die histologische Untersuchung des Hüftkopfes (Prof. P. Riniker, Locarno) konnte in der Hauptbelastungszone Inseln von neoformiertem Faserknorpel nachweisen. Unter dem neoformierten Knorpel sind Überreste von spongiosiertem altem Knorpel sichtbar. S. Krompecher von Debrecen, dem diese Bilder 1967 vorgelegt wurden, hat betont, daß es sich hier um eine Knorpelneoformation und nicht nur um eine Knorpelregeneration handle

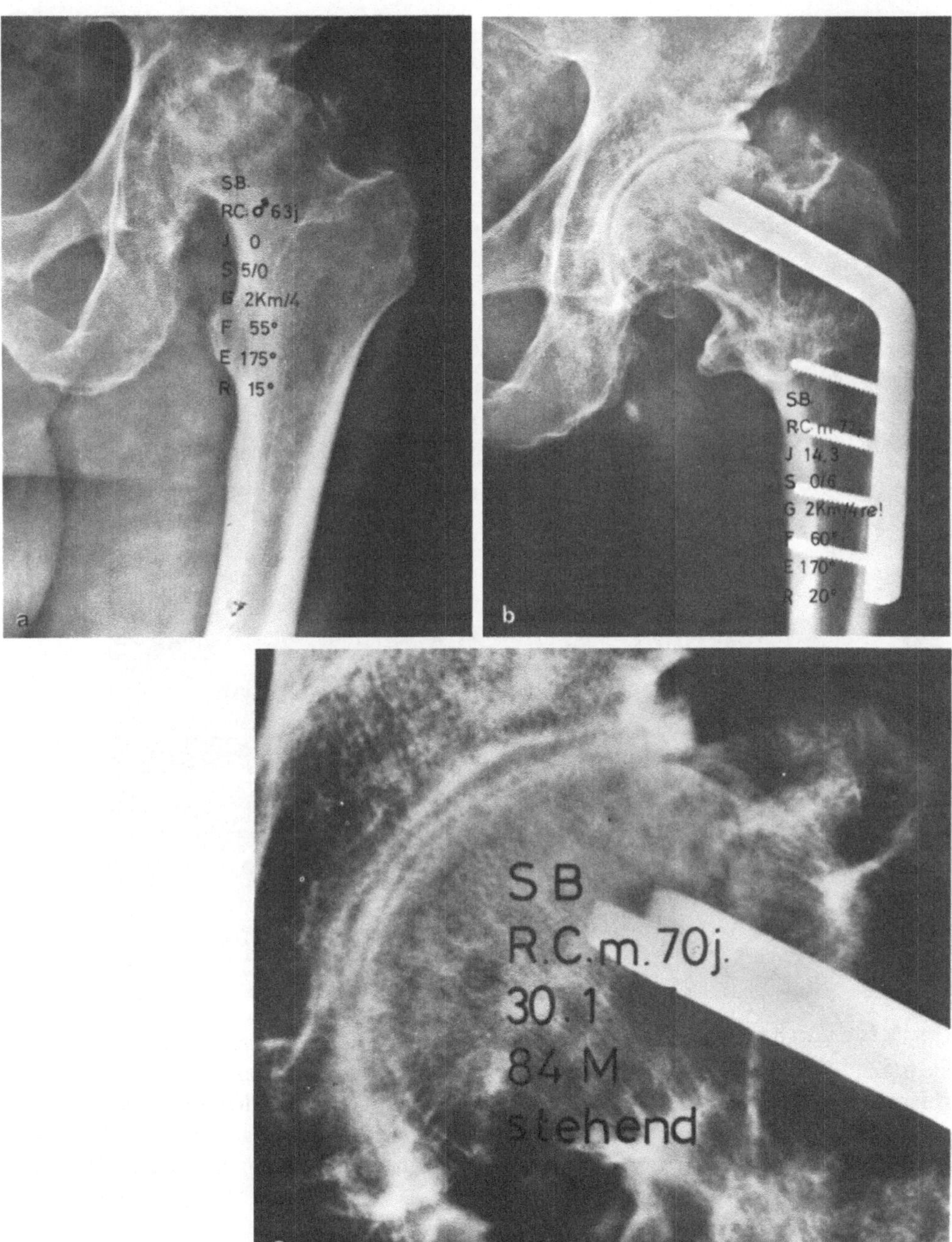

Abb. 2a–c. 63-jähriger Landwirt mit schwerer Coxarthrose und entsprechendem Schmerzzustand (**a**). 14 Jahre nach Varisations-Extensions-Osteotomie ist der Patient schmerzfrei (**b**). Schöne Gelenkregeneration. Darstellung des neugebildeten Knorpels sowohl auf der Pfannen- wie auf der Kopfseite durch das Arthrogramm. Aufnahme im Stehen nach 7 Jahren (**c**)

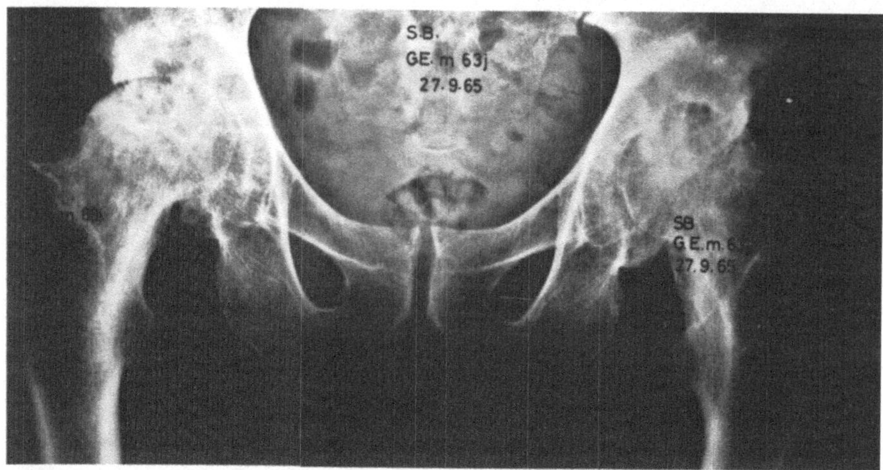

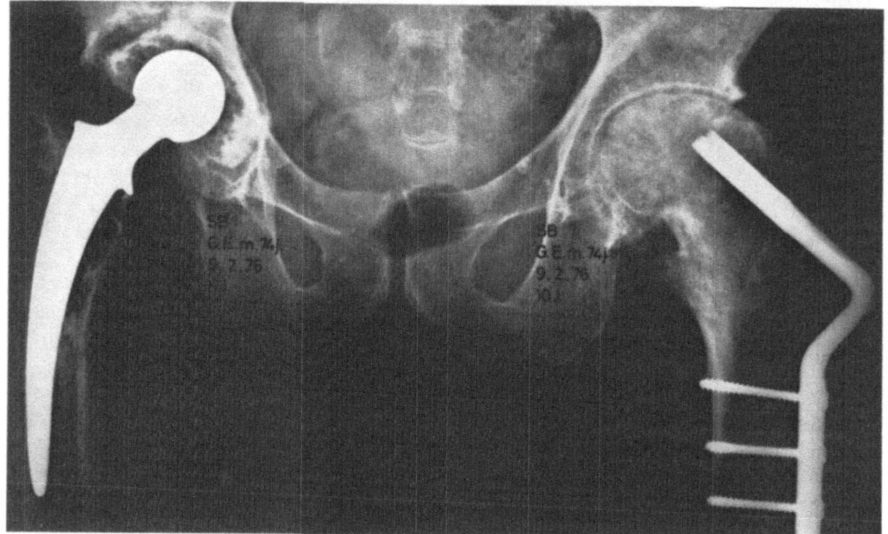

Abb. 3. 63-j. Landwirt mit schwerer doppelseitiger Coxarthrose. Intertrochantere Osteotomie 1963, Totalprothese rechts 1970. 10$^{1}/_{2}$ Jahre nach der Osteotomie ist die linke Hüfte
schmerzfrei und funktionstüchtig. Schöne radiologische Gelenkregeneration trotz relativer
Überlastung des Gelenkes! Auf der rechten Seite besteht nämlich 6 Jahre nach der Totalpro-
thesen-Operation ein Beschwerdezustand wegen Prothesenlockerung, der zu einer Re-Ope-
ration zwingt

- Adduktionskontraktur mit Verlängerung des medialen Hebelarms durch
  Entfernung des Gravitationszentrums vom Hüftkopf beim Gehen und
  Stehen. Das gelenkentlastende Hüfthinken wird erschwert oder verunmöglicht.
- Flexionskontraktur mit dem zusätzlichen Druck der Hüftstrecker
- spastische Zustände, Muskelkontraktur als Antwort auf einen Schmerzzustand.

b) Die pathologische Verteilung eines an sich normalen Gesamtdruckes durch

- zu kleine tragende Flächen
  Beispiel: Pfannendysplasie. Zu unterscheiden sind laterale, vordere und zentrale Pfanneninsuffizienz.
- Inkongruenz der Gelenkflächen durch Kopfdeformation. Beispiele: Epiphysenlösung, Dysostosen, partielle Kopfnekrosen, traumatische Kopfdefekte.
- falsche Orientierung des Kopfes in der Pfanne. Beispiele: Coxa antetorta mit Tendenz zu vorderer Subluxation, Coxa vara, langer Schenkelhals mit Tendenz zu Coxa retrotorta. Diese Situation ergibt verstärkt horizontale Kraftvektoren bei einer Kopforientierung vom Pfannendach weg. Auf diese Weise kann besonders bei kleinen Köpfen oder bei medialer Pfanneninsuffizienz durch zu weite Incisura acetabuli eine mediale Coxarthrose mit Pfannengrundüberlastung und Protrusionstendenz entstehen.

In der Praxis liegt fast immer eine Kombination der beiden Komponenten mechanischer Überlastung vor. Folgerichtig muß dem Therapieplan die Analyse der vorliegenden Gelenküberlastung zugrundeliegen, damit die mechanischen Korrekturen gezielt vorgenommen werden können. Die Mittel, die uns zur Durchführung der mechanischen Korrektur zur Verfügung stehen, sind die intertrochantere Osteotomie und die Tenotomien.

2.2. Die intertrochanteren Korrekturmöglichkeiten

Die intertrochantere Osteotomie erlaubt 12 verschiedene Korrekturen:
- Valgisation durch laterale Keilentnahme
- Varisation durch mediale Keilentnahme
- Innenrotation in Bezug auf die Femuraxe
- Außenrotation in Bezug auf die Femuraxe
- Extension durch dorsale Keilentnahme
- Flexion durch ventrale Keilentnahme
- Beinverkürzung durch Resektion eines Segmentes, durch Varisation oder durch schräge Osteotomie und Medialverschiebung
- Beinverlängerung durch Valgisation oder durch schräge Osteotomie und Lateralisation
- Medialverschiebung des Femurschaftes
- Lateralverschiebung des Femurschaftes

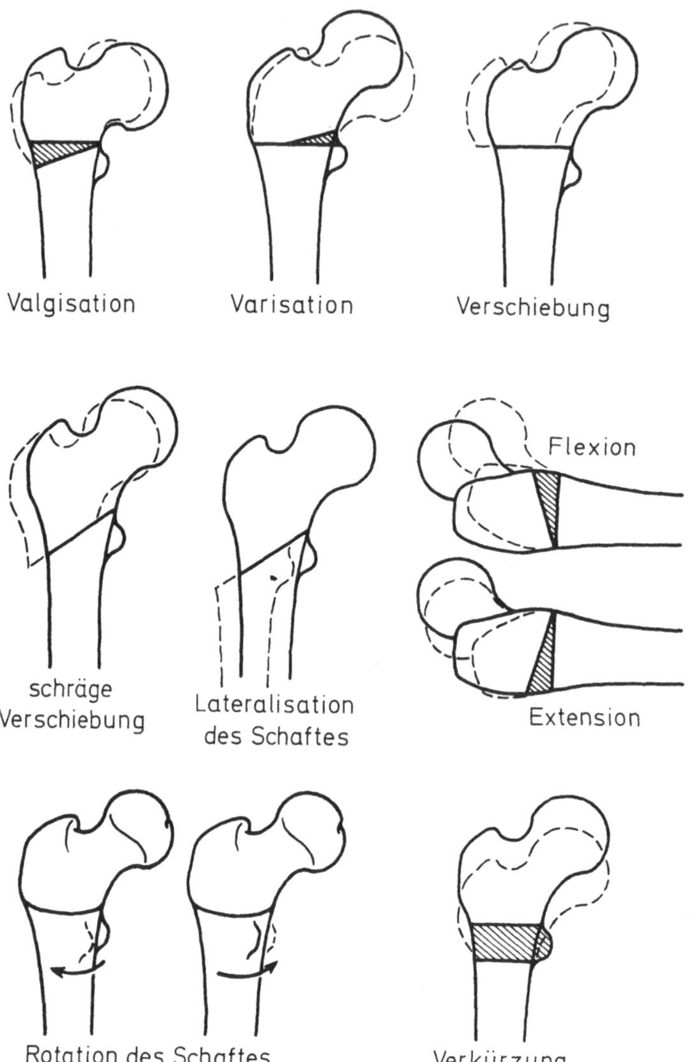

Abb. 4. Die gebräuchlichen intertrochanteren Korrekturmechanismen. Häufig werden Valgisation, Varisation und Verschiebung mit einer Extensions-Osteotomie und einer Rotationskorrektur des Schaftes kombiniert. Grundsätzlich gehört eine Medialverschiebung des Schaftes zur Varisations-Osteotomie, eine Lateralisation des Schaftes zur Valgisations-Osteotomie. Richtung und Ausmaß der Verschiebung des Schaftes werden bestimmt durch die Ausgangsbelastungsverhältnisse am Kniegelenk und durch das Maß der Winkelkorrektur

- Vorverlagerung des Femurschaftes
- Rückverlagerung des Femurschaftes

Von diesen 12 Korrekturmöglichkeiten haben nur die beiden letzten keine praktische Bedeutung. Meistens ist eine Kombination mehrerer Korrekturen notwendig.

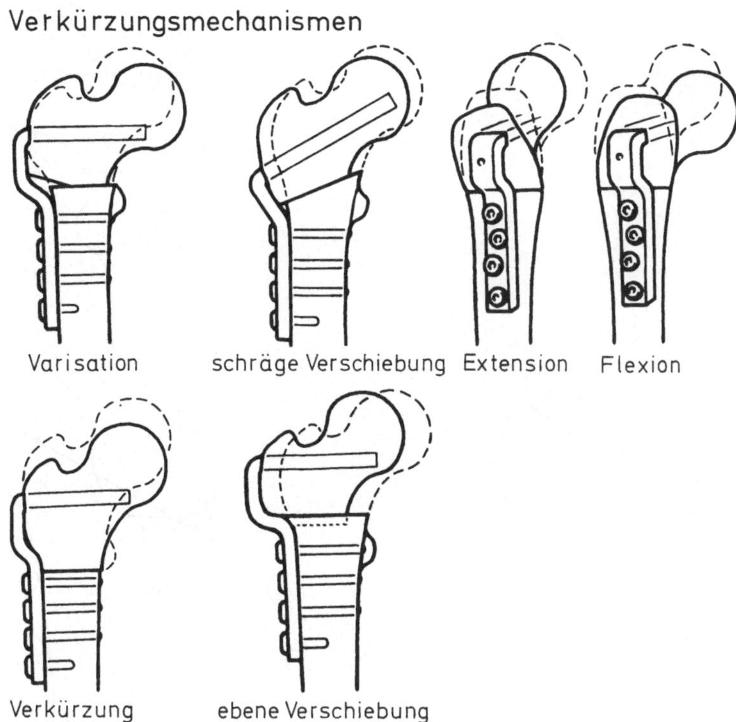

Abb. 5. Verkürzungsmechanismen bei intertrochanteren Osteotomien. Eine Verkürzung kommt zustande durch Varisation, durch Medialverschiebung bei schräger Osteotomie, durch Extensions- und Flexions-Osteotomie, bei Entnahme einer Knochenscheibe, aber auch wenn auch in bescheidenerem Maß bei bloßer Medialverschiebung des Schaftes und Fixation mit Kompressionsosteosynthese. Allgemein hat die Verkürzung die Bedeutung der Reduktion der Muskelkräfte und damit des Gesamtdruckes

2.3. Analyse des mechanischen Effektes der gebräuchlichen intertrochanteren Stellungsveränderungen

2.3.1. Die Valgisationsosteotomie

Sie bringt mediale Kopfanteile zum Tragen und ist deshalb immer dann indiziert, wenn medial ein großer Osteophyt (capital drop) vorhanden ist und im Bereich der Pfannenecke eine Überlastung besteht.

Zwei Mechanismen werden bei der Valgisation wirksam:
a) die Vergrößerung der tragenden Fläche,
b) die Medialisierung des Abstützpunktes von der Pfannenecke weg verlängert den lateralen und verkürzt den medialen Hebelarm (Abb. 6). Wesensmäßig verkleinert die Valgisation den lateralen Hebelarm durch Öffnung des

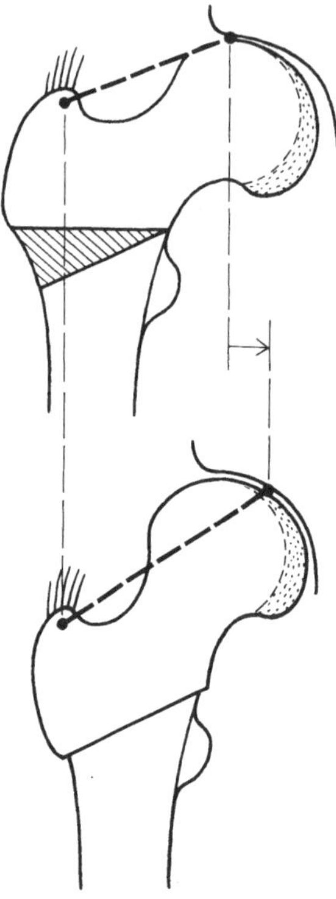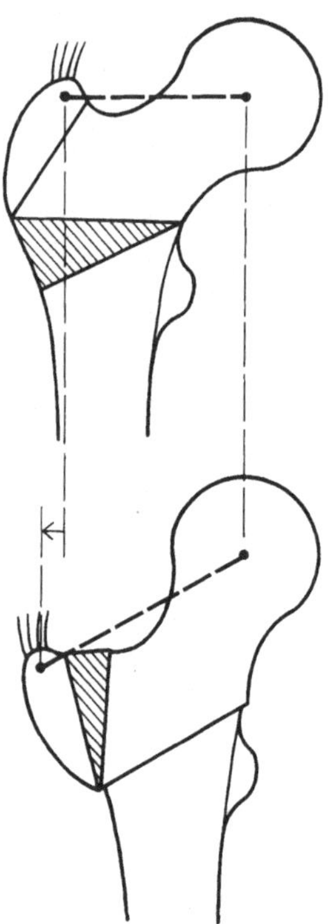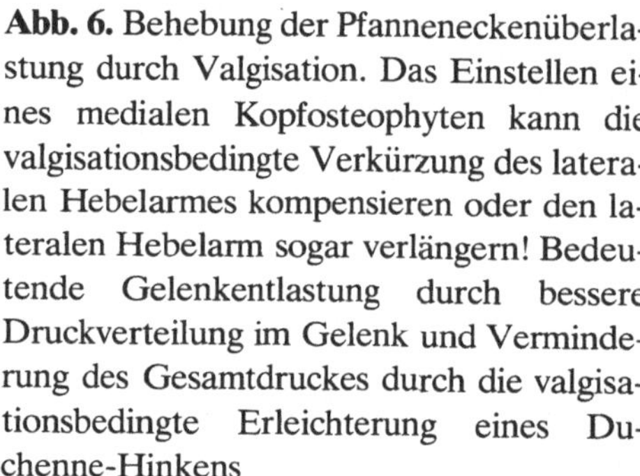

Abb. 6. Behebung der Pfanneneckenüberlastung durch Valgisation. Das Einstellen eines medialen Kopfosteophyten kann die valgisationsbedingte Verkürzung des lateralen Hebelarmes kompensieren oder den lateralen Hebelarm sogar verlängern! Bedeutende Gelenkentlastung durch bessere Druckverteilung im Gelenk und Verminderung des Gesamtdruckes durch die valgisationsbedingte Erleichterung eines Duchenne-Hinkens

Abb. 7. Die Verkürzung des lateralen Hebelarmes durch Valgisations-Osteotomie kann durch Lateralisation des Trochanters kompensiert werden (R. Bombelli u. P. Maquet)

CCD-Winkels und vertikalisiert den Vektor der Abduktoren. Die Medialisierung des Abstützpunktes durch vermehrte Belastung des medialen Osteophyten kompensiert zum Teil den wesensmäßigen Nachteil der Valgisation. Zusätzlich kann durch Lateralisation des Trochanters der laterale Hebelarm verlängert werden, so daß diesbezüglich wieder normale Verhältnisse entstehen (Abb. 7). Die Valgisation erzeugt eine Lateralverschiebung der Traglinie des Beines, so daß eine gewisse Valgusüberlastung des Kniegelenkes entsteht. Bei vorher normaler Beinaxe wird bis 20° Valgisation erfahrungsgemäß keine Valgusgonarthrose ausgelöst. Ein Varus-Knie wird günstig beeinflußt. Bei vorbestehendem Valgus-Knie oder bei Valgisationen über 20° ist eine Valgusgonarthrose zu befürchten, weshalb eine intertrochantere Lateralisation des Femurschaftes notwendig wird.

Die Valgisation erzeugt wesensmäßig auch eine Beinverlängerung und damit eine Erhöhung der Muskelspannung. Bei stärkeren Valgisationen ist es deshalb notwendig, durch Resektion die Beinverlängerung zu beheben. Tenotomien des M. iliopsoas und der Adduktoren sind häufig notwendig.

Durch Verkürzung, Tenotomien, Lateralisation des Trochanters und Lateralisation des Femurschaftes lassen sich alle wesensmäßigen Nachteile der Valgisation vermeiden, so daß die wesentlich verbesserte Druckverteilung im Gelenk voll wirksam werden kann.

Auch ohne Vorhandensein von medialen Kopfosteophyten kann eine Valgisationsosteotomie indiziert sein, wenn eine fixierte Adduktionsfehlstellung besteht. Die Adduktionsfehlstellung verlängert den medialen Hebelarm und bewirkt dadurch eine starke Vermehrung des Gesamtdruckes (Abb. 10). Beim Gehen verunmöglicht sie das gelenkentlastende Hüfthinken, bei dem durch Verlagerung des Gravitationszentrums senkrecht über den Hüftkopf der Abduktorendruck fast ganz ausgeschaltet wird. Allein die Ermöglichung des Hüfthinkens macht aus der Valgisationsosteotomie eine wertvolle gesamtdruckreduzierende Maßnahme. Dies gilt allerdings nur, wenn durch die Valgisation keine Abduktionsstellung mit funktioneller Beinverlängerung entsteht. Ein zu langes Bein erschwert oder verhindert das druckentlastende Duchenne-Hinken. Es ist deshalb wichtig, bei einer Valgisationsosteotomie dafür zu sorgen, daß eine zu starke Beinlängenzunahme, die naturgemäß bei einem langen Schenkelhals bedeutender ist, durch Verkürzungsresektion kompensiert wird.

2.3.2. Die Varisationsosteotomie

Ursprünglich von Pauwels nach dem Hebelgesetz zur Reduktion des Gesamtdruckes und durch bessere Zentrierung in der Pfanne zur günstigeren Druckverteilung empfohlen, ist heute die Varisation bei der fortgeschrittenen Coxarthrose des Erwachsenen weniger häufig indiziert. Die Gültigkeit der Pauwels'schen Varisationstheorie ist abhängig vom Gangbild. Sie ist gültig für den hinkfreien normalen Gang. Sie gilt weniger bei einem antalgischen Duchenne-Hinken. Sobald die Varisation zu einer Adduktionsstellung des Beines führt, entsteht eine druckvermehrende Verlängerung des medialen Hebelarms, wodurch der Varisationseffekt kompromittiert wird. Die Indikation zur Varisation ist demnach dann gerechtfertigt, wenn praeoperativ eine Abduktionsfähigkeit vorliegt, die den geplanten Varisationswinkel übersteigt. Bei dysplastischen Pfannen, wenig entrundetem Kopf, ohne wesentliche Osteophyten also, ist die Varisationsosteotomie besonders indi-

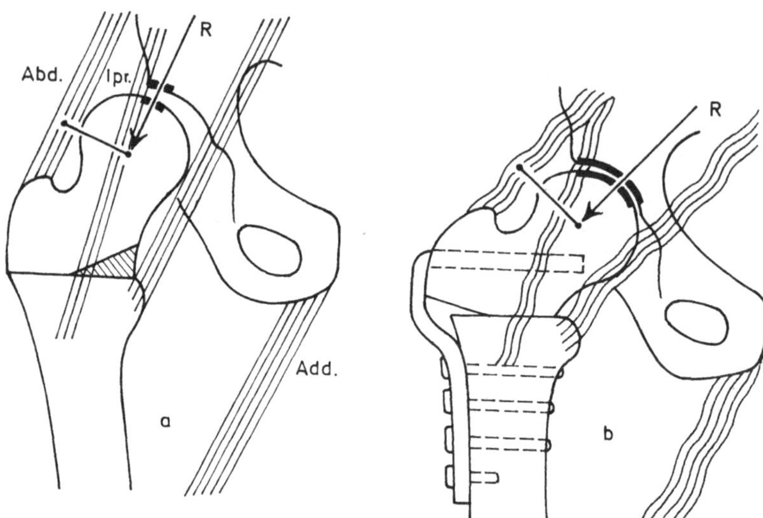

Abb. 8. Wirkung der Varisations-Osteotomie nach M. E. Müller. Bessere Kopfzentrierung ergibt eine Reduktion der spezifischen Oberflächenbelastung des Gelenkknorpels, eine Reduktion des Gesamtdruckes durch günstigere Hebelarmverhältnisse, eine Horizontalisierung des Kraftvektors der Abduktoren, eine Reduktion des Muskeldrucks durch Verkürzung und eine Veränderung der Kopf-Halsbeanspruchung mit entsprechendem strukturellem Umbau

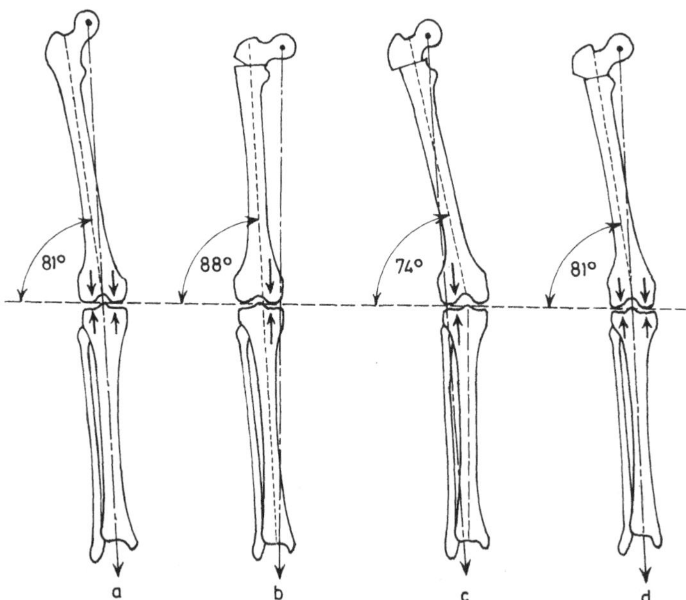

Abb. 9. Wirkung der Varisations-Osteotomie und der Medialverschiebung auf die Belastung des Kniegelenkes. Die reine Varisations-Osteotomie erzeugt eine Varusüberlastung, die reine Medialverschiebung eine Valgusüberlastung, die Kombination von Varisations-Osteotomie und Medialverschiebung normalisiert die Belastungsverhältnisse am Kniegelenk (nach M. E. Müller). Umgekehrt erzeugt eine Valgisations-Osteotomie eine Valgusüberlastung im Kniegelenk, die durch eine Lateralisation des Femurschaftes behoben werden kann

ziert. Durch bessere Zentrierung ins Acetabulum wird eine günstige Druckverteilung erreicht. Außerdem werden die Vektoren der Abduktoren schräger, von der Pfannenecke weg, mehr gegen den Pfannengrund zu gerichtet, was wiederum einer besseren Druckverteilung dienlich ist. Die Varisation führt automatisch zu einer gewissen Beinverkürzung. Eine Verkürzung, die nicht adduktionsbedingt ist, erleichtert das Duchenne-Hinken und bringt damit eine zusätzliche Gelenkentlastung.

Eine klare Indikation zur Varisation ist in allen Fällen von funktioneller Beinverlängerung durch eine fixierte Abduktionsfehlstellung gegeben.

Die Varisationsosteotomie entspannt durch die Beinverkürzung wichtige Muskelgruppen (Glutaeus maximus, Iliopsoas, Abduktoren, Adduktoren, Tensor fasciae latae u. a.). Dadurch wird der Gesamtdruck augenblicklich und wahrscheinlich anhaltend vermindert. Der Preis ist eine gewisse Beeinträchtigung der Standfestigkeit. Besonders bei jüngeren Frauen ist der Längenverlust mit dem Verkürzungshinken und die eventuelle Verminderung

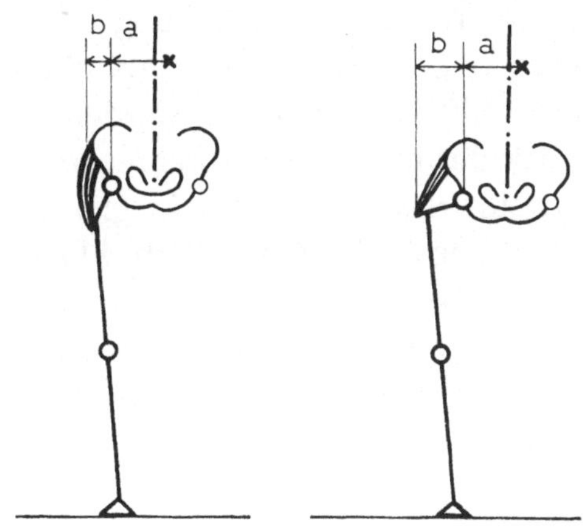

Abb. 10. Reduktion des Gesamtdruckes durch Varisation nach dem Hebelgesetz von Pauwels. Die Varisation entlastet nur unter der Bedingung einer genügenden Abduktionsmöglichkeit. Wenn eine Varisation zu einer Adduktionsfehlstellung führt, so entfernt sich das Gravitationszentrum von der Senkrechten über dem Hüftkopf, verlängert den medialen Hebelarm und erzeugt eine Gelenküberlastung (G. V. Osborne u. W. H. Fahrni, 1950)

der Standfestigkeit mit Duchenne- oder sogar Insuffizienzhinken sehr ärger-
lich. Eine gleichzeitige Distalverlagerung des großen Trochanters kann bei
starken Varisationsosteotomien angezeigt sein.

2.3.3. Die Extensionsosteotomie

*Die klassische Pauwels'sche Lehre zur Reduktion des Gelenkdruckes und zur
besseren Druckverteilung bezieht sich ausschließlich auf die Kraft- und Kongruenzverhältnisse in der Frontalebene.*
*Es ist uns ein wichtiges Anliegen, die Verhältnisse und Korrekturmöglichkei-
ten in der Sagittalebene in unseren Behandlungsplan einzuschließen.* Die Korrekturmöglichkeiten sind in der Sagittalebene größer als in der Frontalebene. Im Sinn der Extension sind es ca. 60°, im Sinn der Flexion ca. 35°.

Die Extensionsosteotomie hat 5 Funktionen:
a) Sie behebt oder vermindert einen Streckausfall und ermöglicht damit
eine aufrechte Körperhaltung. Sie reduziert den Gesamtgelenkdruck dadurch, daß der Körperschwerpunkt wieder in die Nähe der Senkrechten über
dem Hüftkopf gebracht werden kann. Dadurch entfällt der zusätzliche
Druck der mächtigen Hüftstrecker, vor allem des M. glutaeus maximus. Sie
entlastet das Hüftgelenk in gleicher Weise wie die Valgisation bei einer
Adduktionsfehlstellung (Abb. 11).

b) Je nach dem Grad der Beweglichkeit im Hüftgelenk, besonders bei relativ kleinem Streckausfall, ermöglicht die Extensionsosteotomie eine Dre-

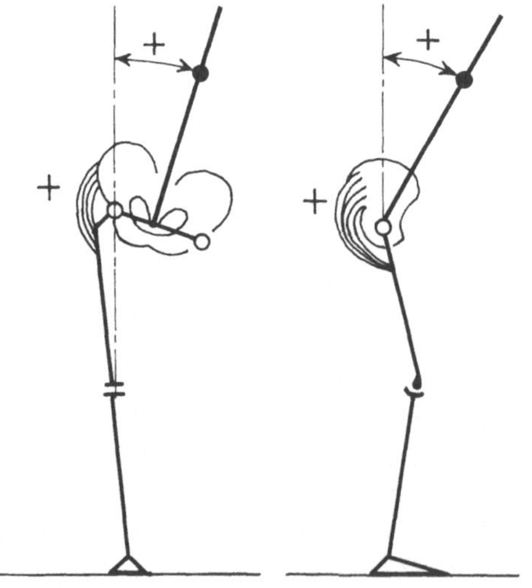

Abb. 11. Vermehrung des Gesamtdruckes sowohl bei der Adduktionskontraktur wie bei
der Flexionskontraktur im Hüftgelenk. In beiden Fällen entfernt sich das Gravitationszentrum des Körpers von der Senkrechten über
dem Hüftkopf. Logische Verminderung des
Gesamtdruckes durch Vornahme einer Valgisations-Extensions-Osteotomie

hung des Kopfes im Gelenk im Sinne einer Flexion. Aus diesem Grund wird die Extensionsosteotomie z. B. in Frankreich Flexionsosteotomie genannt. Praktisch bewirkt immer ein Teil unseres Korrekturwinkels eine verbesserte Streckung des Beines, ein Teil eine Flexion des Hüftkopfes. Da wir allgemein gewohnt sind, unsere Osteotomien nach der erzielten Stellung des distalen in Bezug auf das proximale Fragment zu benennen, möchten wir an unserer Bezeichnung festhalten. Bei der Varisationsosteotomie z. B. erfolgt auch eine Kopfdrehung im Sinne der Valgisation, ohne daß jemand auf die Idee käme, die Varisation als Valgisation zu bezeichnen.

Durch die Flexion des Kopfes werden vordere Kopfanteile in die Hauptbelastungszone des Pfannendachs eingestellt. Wenn diese Kopfanteile noch intakt sphärisch sind und guten Knorpel aufweisen, wird die Gelenkkongruenz verbessert, wodurch eine Abnahme der spezifischen Flächenbelastung, d. h. eine bessere Druckverteilung entsteht (Abb. 12).

c) Durch die hintere Keilentnahme entsteht eine mäßige muskelentspannende Beinverkürzung, die jedoch keine Hüftinsuffizienz zur Folge hat.

d) Die Extensionsosteotomie verlagert den Schenkelkopf in Bezug auf die Femuraxe nach dorsal. Bei exzentrischen ventral gelegenen Überlastungs-

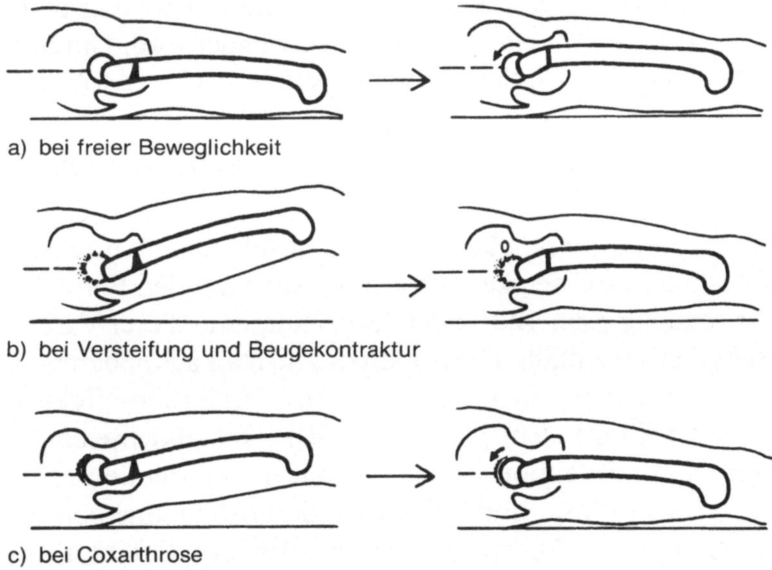

Abb. 12a–c. Wirkung der Extensions-Osteotomie. **a** bei freier Beweglichkeit im Hüftgelenk wird der Kopf im Sinne der Flexion gedreht. **b** bei versteiftem Hüftgelenk wird lediglich das Bein gestreckt. **c** bei eingeschränkter Beweglichkeit im Hüftgelenk mit Streckausfall (Normalfall bei Coxarthrose) wird z. T. der Kopf flektiert, z. T. das Bein gestreckt

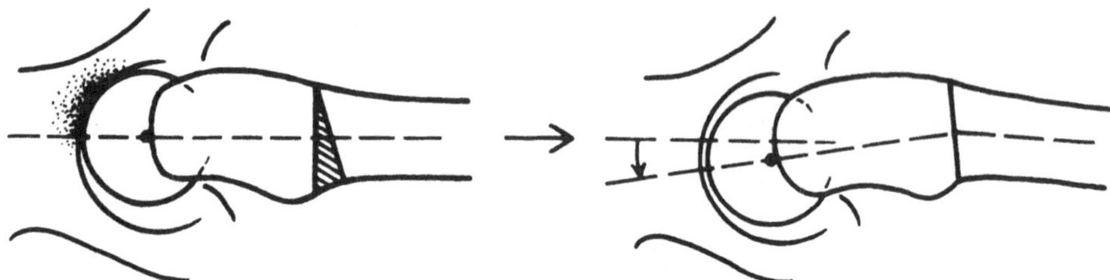

Abb. 13. Wirkung der Extensions-Osteotomie auf die Kopfzentrierung im Hüftgelenk. Die Extensions-Osteotomie orientiert den Kopf in Bezug auf die Femuraxe nach dorsal und ist in der Lage, eine vordere Gelenküberlastung zu beheben

schäden des Gelenkes mit Tendenz zu lateraler und ventraler Subluxation des Kopfes, wie sie bei dysplastischen Pfannen anzutreffen ist, stellt die Extensionsosteotomie eine Maßnahme zur Zentrierung des Kopfes dar. Sie ist der Varisationswirkung in der Frontalebene vergleichbar (Abb. 13 und Abb. 27). Gleichzeitig wird der Femurschaft etwas nach ventral verlagert, wodurch eine gewisse Entspannung des M. iliopsoas entsteht.

e) Da die Extensionsosteotomie oft mit einer Rechtwinkelplatte vorgenommen wird, muß auf den diesbezüglichen Varisationseffekt hingewiesen werden. Es ist leicht verständlich, daß eine Extension oder Flexion von 90° jeden CCD-Winkel auf 90° reduziert, wenn eine Rechtwinkelplatte mit der Klinge in der Ebene der Schenkelhalsaxe verwendet wird. Unter dieser Voraussetzung berechnet sich der Varisationseffekt nach der folgenden Formel:

$$(\text{CCD} \sphericalangle - \text{Platten} \sphericalangle) \times \frac{\text{Dreh} \sphericalangle}{90} = \text{Varisationswinkel.}$$

Dieser Varisationseffekt muß bekannt sein, damit er in den Operationsplan einkalkuliert werden kann. Nach der vorliegenden Formel wird klar, daß bei Verwendung einer 120°- oder 130°-Hüftplatte dieser Varisationseffekt praktisch gänzlich entfällt. Diese Platten sind aber aus anderen, operationstechnischen Gründen weniger günstig. Der Varisationseffekt wird vermindert, wenn die Klinge nicht parallel zur Schenkelhalsachse eingebracht wird, und zwar bei der Extensionsosteotomie mit einer Orientierung von lateral ventral nach medial dorsal und bei der Flexionsosteotomie von lateral dorsal nach medial ventral. Aus Kongruenzgründen der Osteotomieflächen muß die Klingeneintrittsstelle am Trochanter bei der Extensionsosteotomie ventral und bei der Flexionsosteotomie dorsal liegen. Aus Gründen der Schenkelhalskonfiguration muß die Klingenrichtung bei der Flexionsosteotomie nach ventral gerichtet werden, wodurch der Varisationseffekt verkleinert wird.

2.3.4. Die Flexionsosteotomie

Durch Entnahme eines ventralen Keils werden cranio-dorsale Kopfanteile in die Hauptbelastungszone gedreht, sofern die Streckfähigkeit erhalten bleibt. Exzision der ventralen Gelenkkapsel mit dem Lig. iliofemorale und Tenotomie der Psoassehne erleichtern die Streckung. Voraussetzung zur Flexionsosteotomie ist eine erhaltene Streckfähigkeit. Glücklicherweise besteht bei cranio-ventralen Kopfläsionen (partielle Kopfnekrosen, traumatische Defekte, Kopfinkongruenzen durch subchondrale Dysostosen) häufig noch keine Beugekontraktur. Die Flexionsosteotomie verlagert den Femurschaft mit dem Trochanter minor nach dorsal, wodurch eine vermehrte Spannung des M. iliopsoas entsteht. Es ist deshalb besonders sinnvoll, die Tenotomie vorzunehmen.

2.3.5. Die Verschiebeosteotomie

Die erste intertrochantere Osteotomie wurde von Mc Murray als Verschiebeosteotomie angegeben. Nach seinen Vorstellungen sollte eine Gelenkentlastung durch eine Abstützung des Schaftfragmentes am Tuber ossis ischii zustandekommen. Obwohl sich diese Möglichkeit als unrealistisch erwiesen hat, wird noch heute die Verschiebeosteotomie als Mc Murray-Osteotomie benannt. Dies beinhaltet eine bemerkenswerte Ungenauigkeit. Mc Murray hat die Osteotomie von einem kleinen Zugang aus mit dem Meißel gemacht und mit einer Immobilisation im Beckengipsverband bis zur Heilung ruhiggestellt. Beim Eingipsen sind Fehlstellungen korrigiert worden, so daß sehr häufig neben der Medialverschiebung auch eine Abduktion, Extension und Innenrotation bewirkt wurde. Es erscheint aus heutiger Sicht wichtig, auf diese Mechanismen hinzuweisen, wenn die Mc Murray-Operation beurteilt werden soll.
Die Medialverschiebung des Femurschaftes reduziert den Weg der nach medial wirkenden Muskeln wie z. B. der Adduktoren und des M. quadratus femoris. Nachkontrollen nach horizontalen Verschiebeosteotomien haben ergeben, daß es praktisch immer zu einer leichten Varisation kommt, und daß die Kompressionsosteosynthese zu einer gewissen Verkürzung führt. Es entsteht nach einer horizontalen Verschiebeosteotomie immer eine kleine Beinverkürzung, die durch die häufige Kombination mit einer Extensionsosteotomie noch etwas verstärkt wird. Bei schrägem Verlauf der Verschiebeosteotomielinie ist die Verkürzung naturgemäß ausgeprägter. Dadurch entsteht eine allgemeine Muskelentspannung wie bei der Varisation. Die Verschiebeosteotomie hat keinen Einfluß auf den Vektor der Abduktoren. Da-

gegen entsteht noch eine zusätzliche Entlastung der nach medial gerichteten Muskelkräfte durch den Einfluß auf die Funktion des M. iliopsoas. Dieser kräftige, am Trochanter minor ansetzende Muskel ist normalerweise ein Innenrotator (T. von Lanz, 1949). Seine Innenkreislerfunktion ist ausgeprägter bei einer Coxa vara und bei langem Schenkelhals. Diese Innenrotationsfunktion wird durch den Zug der kleinen Außenrotatoren und des M. glutaeus maximus kompensiert, wodurch eine quer nach medial gerichtete Kraft entsteht. Die Medialisierung des Trochanter minor, d. h. des Ansatzes des M. iliopsoas, neutralisiert die Innenrotationsfunktion dieses Muskels oder erwirkt gar eine Umpolung zum Außenrotator. Erfahrene Hüftchirurgen wissen, daß nach einer reinen Verschiebeosteotomie ohne Änderung der Rotation eine „unerklärliche" Tendenz zur Außenrotationshaltung entstehen kann. Wir machen dafür den M. iliopsoas verantwortlich. Die Neutralisation des M. iliopsoas als Innenrotator und damit der kleinen Außenrotatoren als Antagonisten reduziert eine nach zentral gerichtete Kraft und wirkt daher entlastend bei Fällen von medialer Coxarthrose mit progressiver Tendenz zu Protrusio acetabuli.

Wie die Valgisation verlagert die Verschiebeostetomie die Traglinie nach lateral. Sie verschlimmert ein Valgusknie, bessert ein Varusknie und stellt für ein normal belastetes Kniegelenk kaum einen pathogenetischen Faktor dar. Es ist logisch, daß sie normalerweise zu jeder Varisationsosteotomie gehört, weil damit der durch die Varisation erzeugte Varuseffekt neutralisiert wird (Abb. 9).

Die Verschiebeosteotomielinie verläuft in der Kombination mit einer Varisation horizontal, in Kombination mit einer Valgisation schräg, wenn ein Verkürzungseffekt erwünscht ist, um eine Valgisationsverlängerung zu kompensieren. Die Indikation zu einer Medialverschiebung in Kombination mit einer Valgisation ist die mediale Coxarthrose, sofern nicht Genua valga vorliegen!

Unter dem Begriff Verschiebeosteotomie verstehen wir seit Mc Murray eine Schaftverschiebung nach medial. Die Lateralisation des Femurschaftes wird nicht als Verschiebeosteotomie bezeichnet. Sie ist notwendig bei stärkeren Valgisationsosteotomien von z. B. 30° oder bei Valgisationsindikation und Genu valgum.

2.3.6. Die Derotationsosteotomie

Die Derotationsosteotomie zur besseren Zentrierung des Hüftkopfes im Acetabulum spielt bei Jugendlichen mit einer pathologischen Coxa antetorta eine große Rolle. Bei der Coxarthrose des Erwachsenen dienen die Rotationskorrekturen der Normalisierung der Beinstellung im Interesse der Lendenwirbelsäule, des Ileosakralgelenkes, des Knie- und des Fußgelenkes. Eine Innenrotationsfehlstellung muß auf alle Fälle vermieden werden.

2.4. Die Tenotomien

Als alleinige Maßnahmen sind heute Osteotomien des großen Trochanters zur Reduktion des Abduktorendruckes, Tenotomien der Adduktoren, des Tractus iliotibialis und des M. iliopsoas oder sogar die Neurotomie des N. obturatorius, d. h. die Operationen vom Typus Voss, kaum mehr gebräuchlich. In Kombination mit der intertrochanteren Osteotomie sind sie aber häufig unerläßlich. Zur Valgisationsosteotomie nach Bombelli und zur Flexionsosteotomie gehört systematisch die Tenotomie des M. iliopsoas. Eindrücklich ist dabei die Restitution der Funktion dieses Muskels im Verlauf des ersten Jahres.

Auch R. und J. Judet et al. (1965) tenotomieren den Iliopsoas systematisch. Sie glauben, deshalb keinen signifikanten Unterschied in den Resultaten der horizontalen oder schrägen Verschiebeosteotomie nach Mc Murray gefunden zu haben.

2.5. Analyse der biologischen Wirkung der intertrochanteren Osteotomie

Nach einer intertrochanteren Osteotomie setzen reparative Vorgänge ein. Es sind dies eine Hyperaemie und eine drastische Vermehrung der Umbaurate der Osteone. Die Ostetomie zwingt zu Schonung und Entlastung. Nissen hat nachgewiesen, daß dadurch wenigstens kurzfristig ein klinischer Erfolg erzielt werden kann.

Wird mit einer intertrochanteren Osteotomie eine Stellungsänderung bewirkt, so ändert sich die Beanspruchung des Knochens. Es erfolgt zwangsläufig nach dem Wolff'schen Gesetz eine Umstrukturierung. Dabei werden mit den alten normalen Strukturen auch pathologisch veränderte Bezirke abgebaut und umgebaut. Sofern günstigere Belastungsverhältnisse es zulassen, entsteht ein dauerhafter Neuaufbau des Hüftkopfes. Osteophyten werden in diesen Neubau einbezogen. Zysten und Sklerosierungen können völlig verschwinden. Bedingung zu diesem glücklichen Verlauf ist die schmerzfreie Bewegung schon unmittelbar postoperativ, womit die entscheidende Bedeutung der stabilen Osteosynthese unterstrichen wird.

Erwähnt seien hier die Arbeiten (Arnoldi, C. C. et al., Phillips, R. S.), nach denen der coxarthrotische Schmerz durch einen venösen Überdruck im Schenkelkopf erklärt wird. Die Eröffnung von Spongiosaflächen, wie sie bei einer Verschiebeosteotomie bewirkt wird, hätte durch Drainagefunktion eine schmerzstillende Wirkung. Wir können als Pragmatiker dazu nicht Stellung nehmen. Eindrucksmäßig neigen wir zur Auffassung, daß große Verschiebungen im allgemeinen günstig sind. Ob diese venöse Drucktheorie dazu eine Erklärung abgibt, bleibt eine Frage. Ein Widerspruch scheint darin zu liegen, daß H. E. Hawk den intramedullären Druck als abhängig vom arteriellen Zufluß befunden hat und M. Hayaski postoperativ eine Vermehrung des arteriellen Zustroms bis zu einem Faktor 10 szintigraphisch feststellte. Erfahrungsgemäß wird die biologische Wirkung einer Osteotomie durch das Eröffnen, Ausräumen und Auffüllen mit Spongiosa von großen Zysten im Kopf oder Pfannendach nach Camera in vorteilhafter Weise unterstützt (Abb. 22).

2.6. Der Operationsplan

Der Operationsplan ergibt sich aus dem radiologischen und dem klinischen Befund. *Beim Vorliegen einer Fehlstellung hat die Planung der Stellungskorrektur absoluten Vorrang.* Beim Fehlen einer Fehlstellung hängt die Entscheidung Varisation oder Valgisation in hohem Maße von der Abduktionsfähigkeit bzw. Adduktionsfähigkeit ab. Wenn eine offensichtliche Schmerzhemmung dieser Bewegungen vorliegt, so ist im Zweifelsfall in relaxierender Narkose vor dem Eingriff die letzte Entscheidung über das Ausmaß der Korrekturen zu treffen.

2.6.1. Varisation

Eine Varisation ist indiziert, wenn die Abduktion mindestens 20° beträgt und sich in dieser Stellung eine gute Kopfeinstellung ins Gelenk ergibt. Oft ist die Abduktion bei gebeugtem Hüftgelenk wesentlich besser. Dies ist eine zwingende Indikation zur gleichzeitigen Extensionsosteotomie in der Größenordnung der zur Prüfung vorgenommenen Flexion. Das Röntgenbild in Abduktionsstellung gibt Auskunft über die Kongruenzverhältnisse. Eine Varisation ist im allgemeinen ungünstig, wenn in Abduktionsstellung eine Gelenkspaltverengung auf der Höhe der Pfannenecke entsteht.

2.6.2. Valgisation

Die Valgisation ist indiziert bei ungenügender Abspreizmöglichkeit, bei großen entrundeten Köpfen oder Köpfen mit medialem Osteophyten. Das

Ausmaß der Valgisation muß von einer genügenden Adduktionsfähigkeit in Narkose, eventuell peroperativ nach Resektion eines störenden distalen Pfannenosteophyten festgelegt werden. Eine Abduktionsfehlstellung muß vermieden werden. Lateralisation des Femurschaftes, Beinverkürzung und die Trochanterosteotomie erleichtern die Adduktion, die sich postoperativ durch ein Gehtraining mit sich überkreuzenden Schritten verbessert. Bombelli hat gezeigt, daß eine radiologische Verbesserung der Kongruenz im Adduktionsbild nicht nötig ist. Der folgende Kopfumbau verbessert die Kongruenz spontan. Ist die Adduktionsfähigkeit in Flexion besser, so ist die gleichzeitige Extensionsosteotomie notwendig.

2.6.3. Extension

Die Extensionsosteotomie ist immer indiziert, wenn ein Streckausfall besteht oder wenn in Beugung die Ab- bzw. die Adduktion wesentlich besser ist. Sie ist auch indiziert, wenn Konturaufnahmen eine bessere Sphärizität der cranioventralen Kopfanteile nachweisen.

2.6.4. Verschiebung

Die Verschiebeosteotomie ist in Fällen indiziert, bei denen weder eine Variation noch eine Valgisation Vorteile erwarten läßt. Häufig wird sie mit einer Extension kombiniert werden müssen. Bei schrägem Verlauf ist sie besonders wirksam durch die Entspannung aller distal ansetzenden Muskeln.
Die horizontale Verschiebeosteotomie hat nach unseren Erfahrungen bei der medialen Coxarthrose eine gute Indikation gefunden. Dabei wird sie gerne mit einer Valgisation und wenn nötig mit einer Extension kombiniert.

2.6.5. Flexion

Die Flexionsosteotomie kommt in Frage, wenn kein größerer Streckausfall besteht und nach zerstörenden Kopfprozessen (traumatisch oder vaskulär bedingt) die craniodorsalen Kopfanteile intakte Strukturen aufweisen. Dieser Nachweis ergibt sich aus der speziellen Konturaufnahme.

3. Technik der intertrochanteren Osteotomie

3.1. Technik der Röntgenuntersuchung

Standard-Röntgenaufnahmen für Coxarthrosepatienten, bei denen eine intertrochantere Osteotomie in Frage kommen kann, sind die sogenannten Funktionsbilder. In Rückenlage werden vorerst beide Beine gestreckt so weit wie möglich abduziert. Dabei wird diese maximale Abspreizhaltung von einer Hilfsperson gehalten oder sie wird mit Sandsäcken fixiert. Das Becken muß dabei möglichst orthograd bleiben. Beide Beine werden nach Möglichkeit innenrotiert. Der Zentralstrahl wird vertikal auf den oberen Symphysenrand gerichtet. Dies ergibt das Funktionsbild in Abduktion. Für das Funktionsbild in Adduktion werden die gestreckten, möglichst innenrotierten Beine überkreuzt, wobei das Bein der kranken Seite auf dem Tisch bleibt.

Zweck dieser Funktionsbilder ist die Beurteilung des Verhaltens des Gelenkspaltes und der Kopfeinstellung in die Gelenkpfanne. Wir suchen eine Einstellung mit möglichst guter Gelenkkongruenz. Die Breite des Gelenkspaltes spielt für die Indikation zur intertrochanteren Osteotomie eine untergeordnete Rolle. Eine auffallende Verbreiterung des Gelenkspaltes im Abduktionsbild darf nicht als Einstellung mit dickerer, intakterer Knorpelschicht interpretiert werden. Vielmehr handelt es sich um einen Gelenkerguß, der durch die straff gespannte caudale Kapsel nach cranial zwischen Kopf und Pfanne getrieben wird.

Beim Vorliegen einer medialen Arthrose ist praeoperativ eine Aufnahme der betroffenen Hüfte mit Kopfzentrierung des Zentralstrahls erforderlich. Postoperativ wird in der Regel die operierte Seite allein kontrolliert. Bei der medialen Arthrose dürfen aus Projektionsgründen symphysenzentrierte Aufnahmen nicht mit kopfzentrierten verglichen werden.

Bei einer Pfannendysplasie ist die zusätzliche faux-profil-Aufnahme nach Lequesne nützlich, da sie Auskunft gibt über das Ausmaß eines eventuellen ventralen Pfannendachdefektes.

Wenn bei deutlichen Hüftbeschwerden keine auffallenden Läsionen im Röntgenbild zu sehen sind, dann ist eine ganz genaue Überprüfung der

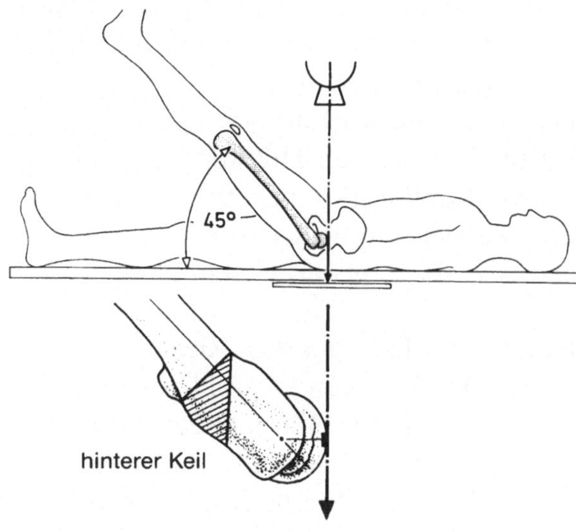

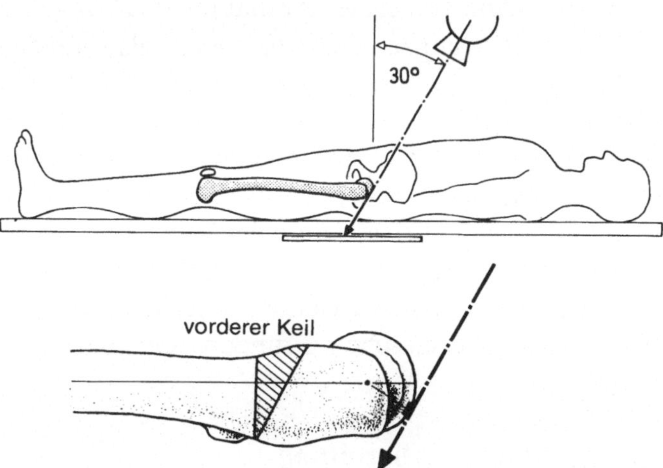

Abb. 14a u. b. Technik der Konturaufnahme. **a** Darstellung der cranio-ventralen Kopfkontur und der entsprechenden Gelenkkongruenz bei Extensions-Osteotomie mit Entnahme eines dorsalen Keils. **b** Darstellung der cranio-dorsalen Kopfkontur; durch Entnahme eines ventralen Keils kann der dorsal gelegene Kopfabschnitt in die Hauptbelastungszone eingestellt werden

Sphärizität des Hüftkopfes angezeigt. Kleinste Differenzen, meist in Verbindung mit gewissen Strukturunregelmäßigkeiten im cranialen Kopfsegment, lassen eine Kopfnekrose vermuten. In diesem Fall haben sich Konturaufnahmen sehr bewährt. In der Regel genügen 2 Aufnahmen:

1. Der Patient liegt flach auf dem Rücken. Das gestreckte Bein der zu untersuchenden Seite wird um 45° angehoben. Der genau a. p. orientierte Zentralstrahl wird auf den Hüftkopf gerichtet. Auf diese Weise wird der cranioventrale Kopfbezirk tangential getroffen und kommt zur Darstellung. Gleichzeitig kennen wir die neuen Kongruenzverhältnisse in der Hauptbelastungszone, wie sie zu erwarten sind nach Entnahme eines dorsalen Keiles von 45°.

2. Der Patient liegt flach auf dem Rücken, die Beine in mittlerer Rotationshaltung gestreckt. Der Zentralstrahl wird um 30° schräg von cranial nach caudal orientiert auf den Hüftkopf zentriert. Er trifft dabei die Bauchhaut ungefähr auf der Höhe einer klassischen Appendektomienarbe. Auf diese Weise kommt das craniodorsale Kopfsegment zur Darstellung. Da die Röntgenstrahlen schräg auf den Film auftreffen und die Distanz vom Objekt zum Film vergrößert ist, stellt sich der Kopf oval und vergrößert dar. Trotzdem kann der Zustand des dargestellten Kopfsegmentes beurteilt werden. Die neue Gelenkkongruenz nach Ausführung einer entsprechenden Flexionsosteotomie kann von dieser Aufnahme nicht abgelesen werden. Beim Fehlen von Konturstörungen darf sie aber als günstig angenommen werden (Abb. 14).

Aufnahmen nach Lauenstein sind wegen der Bewegungsbehinderung technisch oft erschwert. Sie sind von uns nur ausnahmsweise verordnet worden. Bei noch gut beweglichen Dysplasiearthrosen geben sie aber interessante Auskunft über die Lokalisation der Kopfusur und über den Grad der Dezentrierung des Kopfes.

Auf Ganzaufnahmen der Beine im Stehen zur Ermittlung der Traglinie haben wir aus ökonomischen Gründen verzichtet.

3.2. Operationsvorbereitung

Es gelten die allgemeinen Regeln für knochenchirurgische Wahloperationen. Der Allgemeinzustand soll gut sein. Rekonvaleszenten nach einer Allgemeinerkrankung sind noch nicht operationsfähig. Die Haut des Operationsgebietes muß frei sein von irgendwelchen entzündlichen oder traumatischen Veränderungen. Sie wird beim Spitaleintritt mit einer bakteriostatischen oder bakteriziden, remanent wirkenden Substanz bedeckt, um die Besiedelung mit Spitalkeimen zu verhindern. Rasiert wird erst kurz vor der Operation und nur das unmittelbare Operationsfeld. Dazu gehört ein steriles Rasiermesser. Die Operation erfolgt in Allgemeinnarkose oder in Lumbalanaesthesie.

Als Thromboseprophylaxe hat sich in unseren Händen Dextran 70 am besten bewährt. Die erste Flasche wird mit dem Narkosebeginn verabfolgt, die zweite am 1. und die dritte am 3. postoperativen Tag.

Eine antibiotische Prophylaxe erscheint uns kontraindiziert.

Zur Operationsvorbereitung gehört vor allem die Operationsplanung. Vom Röntgenbild wird eine Pause angefertigt. Die vorgesehenen Korrekturwinkel in der Frontalebene werden eingezeichnet. Sie können ausgeschnitten werden, so daß das Ausmaß von Verkürzung oder Verlängerung festgestellt werden kann. Mit einer Spezialschablone werden die vorgesehene Platte und die nötige Klingenlänge bestimmt. Die Inspektion des Beines im Stehen gibt genügend praktische Auskunft über den Verlauf der Traglinie. Nach dieser Prüfung wird Richtung und Ausmaß der zulässigen oder notwendigen intertrochanteren Verschiebung bestimmt.

3.3. Operationstechnik

Der Eingriff wird auf einem flachen Operationstisch in Rückenlage vorgenommen. Das Bein der zu operierenden Seite wird frei beweglich abgedeckt. Die Abdeckung des ganzen Patienten ist wasserdicht, so daß trotz Spülungen der Operationstisch am Schluß des Eingriffs trocken ist. Trotz wasserdichter Abdeckung müssen die Spinae iliacae, die Patellae und die medialen Malleolen gut palpiert werden können. Die Haut des Operationsfeldes wird mit einer ungespannt aufgeklebten elastischen, dünnen Kunststoff-Folie abgedeckt.

Der Hautschnitt liegt streng lateral und reicht von der Trochanterspitze 20–30 cm nach distal. Bei starken Valgisationsosteotomien muß er wesentlich länger sein als bei Varisationsosteotomien, besonders wenn zusätzlich noch der Plattenspanner verwendet wird. Die Haut und das Unterhautfettgewebe werden in einer Ebene mit möglichst wenigen Schnitten durchtrennt. Die Blutstillung mit Elektrokoagulation erfolgt mit einer ganz feinen Klemme oder Pinzette. Es werden auch kleine, nicht spritzende Gefäße möglichst isoliert gefaßt. Eine sehr peinliche Blutstillung lohnt sich, da die Gefahr postoperativer Wundhaematome durch Dextranmedikation stark erhöht wird. Am Ende des Eingriffs wird die subcutane Blutstillung nochmals verifiziert, so daß kein einziges kleines blutendes Gefäß unversorgt bleibt. Die Fascia lata wird in der Länge des Hautschnittes eröffnet und dabei Sorge getragen, den M. vastus lateralis nicht zu verletzen. Die Linea innominata als distale Begrenzung des Trochantermassivs wird palpiert. Ein Hohmannhebel mit schlanker Spitze wird dorsal vom Trochanter eingeführt. Er und ein nach ventral ziehender breiter Haken öffnen die Fascienlücke auf der Höhe der Linea innominata. Auf dieser Höhe wird nun in ventrodorsaler Richtung ein Schnitt durch Fascie und Muskel des M. vastus lateralis geführt. Vor Erreichen der Linea aspera läuft der Schnitt durch die Fascie L-förmig nach distal. Dazu wird mit einem breiten scharfen Haken der Muskelbauch des M. vastus lateralis nach ventral gezogen. Mit einem breiten Raspatorium wird der M. vastus lateralis vom Knochen und vom Septum intermusculare abgeschoben. Die sich darstellenden Vasa perforantia werden zwischen 2 Klemmen durchtrennt und durch Umstechung oder Koagulation versorgt. Vorher schon wurden die stark blutenden Gefäße im M. vastus lateralis in der intertrochanteren Region versorgt. Mit dem Raspatorium wird der intertrochantere Knochenumfang freigelegt. Dorsal lösen wir mit dem Raspatorium auf einer Strecke von ca. 4 cm die Insertion des M. glutaeus maximus von der Tuberositas glutaea ab. Durch diese Lücke kann der Zeigefinger den Trochanter minor palpieren. Ein Hohmannhebel mit breiter Spitze wird dorsal eingeführt. Er wird während der Osteotomie die Weichteile, besonders den N. ischiadicus schützen. Ein 2. Hohmannhebel wird medial um das Femur eingeführt. Der Übergang in den Schenkelhals muß mit dem gebogenen Raspatorium klar dargestellt werden. Mit dem Messer werden noch einige Fasern des M. vastus lateralis durchtrennt, die Blutstillung vervollständigt. Mit dem breiten Raspatorium kann die ventrale Seite der Gelenkkapsel dargestellt werden. Der Zeigefinger palpiert den ventralen Scheitel der Kopfkonvexität. Ein Hohmannhebel mit schlanker Spitze kann nun über den ventralen Pfannenrand eingesetzt werden. Damit wird der ventrale Zugang zum Hüftgelenk frei. Die Kapsel wird in der Längsrichtung des Schenkelhalses inzidiert. Dabei werden keine Gefäße verletzt, die für die Kopfernährung von Bedeutung sind. Das Gelenk wird inspiziert, freie Gelenkkörper entfernt. Die Kapsel bleibt offen. Mit dem scharfen gebogenen Hüftmeißel wird lateral von der Linea innominata um 1–2 cm cranialwärts der Knochen freigelegt. Der ventrale Knochenumfang wird in der ganzen Ausdehnung des zu entfernenden Keils mit dem Raspatorium von der Muskulatur befreit. Entsprechend der Operationsskizze werden die Osteotomie und die zu entfernenden Knochenkeile mit einem relativ breiten Lexer-Meißel ca. 1 mm tief im Knochen eingezeichnet. Die Lage der Klingeneintrittsstelle wird so gewählt, daß zwischen Klinge und Osteotomie eine mindestens 15 mm dicke solide Knochenbrücke stehen bleibt. Die entscheidende Richtung des Plattensitzinstrumentes wird nach Winkelmessung in der Frontal- und Sagittalebene und Bestimmung der Schenkelhalsrichtung durch Auflegen eines Kirschnerdrahtes auf die Schenkelhalsvorderfläche mit einem cranial der Klingeneintrittsstelle in den Trochanter eingebohrten Kirschnerdraht markiert. Wenn zusätzlich zur Korrektur in der Frontalebene auch in der Sagittalebene eine Extension oder Flexion vorgesehen ist, dann wird die Lasche des Zielgerätes für das Plattensitzinstrument im entsprechenden Winkel zum Femurschaft gehalten. Mit dem Plattensitzinstrument wird die Eintrittsstelle in der gewünschten Lage markiert. Das Fenster wird mit geraden Meißeln vorbereitet. Das Plattensitzinstrument wird nun unter laufender Kontrolle des Zielgerätes ca. 4 cm tief eingeschlagen. Die Richtung wird nochmals überprüft. Kleine Korrekturen in der Sagittalebene sind mit Hilfe des Schlitzhammers noch möglich. Das Plattensitzinstrument wird nun bis zur errechneten Klingenlänge eingeschlagen. Bei richtiger Lage trifft es auf keinen stärkeren Widerstand. Mit dem Schlitzhammer wird es anschließend um 1–2 cm zurückgeschlagen. Vor der Osteotomie ist dieses Zurückschlagen wesentlich einfacher, weil die Masse des Femurs noch intakt ist. Anschließend wird die intertrochantere Osteotomie mit der Oszillationssäge vorgenommen. Das Sägeblatt folgt automatisch der vorgemeißelten Kerbe. Es ist wichtig, ein neues, unbeschädigtes Blatt zu benützen und beim Sägen das Blatt ohne Druck laufen zu lassen. Diese Osteotomie erfolgt normalerweise genau senkrecht zur Schaftaxe.

Bei einer Valgisationsosteotomie wird zuerst die Rotationskorrektur vorgenommen und dann der Keil mit lateraler Basis vom distalen Fragment entnommen. Wenn eine Verkürzung nötig ist, wird aus dem Keil ein Trapez. Bei

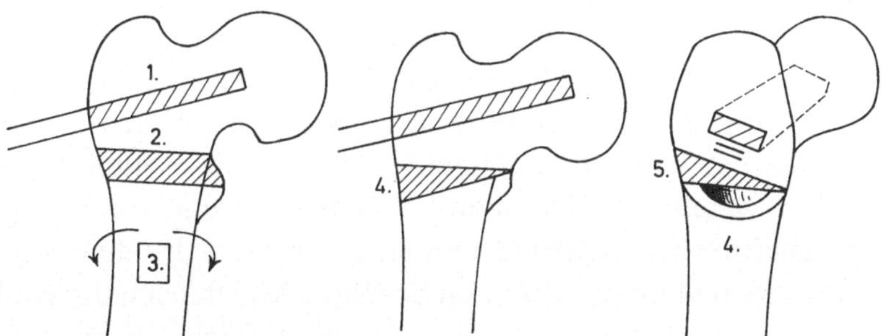

Abb. 15. Technisches Vorgehen bei der Valgisations-Osteotomie bei Verwendung einer 120°- oder 130°-Winkelplatte. *1.* Bestimmung des Klingensitzes im Schenkelhals. Einschlagen des Plattensitzinstrumentes. *2.* Horizontale Osteotomie oberhalb des Trochanter minor. Bei stärkeren Valgisationen von über 20° oder bei besonders langem Schenkelhals wird intertrochanter eine Knochenscheibe zur Verkürzung entnommen. Dabei kann nach Bombelli der kleine Trochanter geopfert werden. *3.* Rotationskorrektur vor Entnahme des Valgisationskeils! *4.* Entnahme des Valgisationskeils vom distalen Fragment. *5.* Entnahme des dorsalen Extensionskeils vom proximalen Fragment parallel zum Plattensitzinstrument. Entscheidend ist, daß die Rotationskorrektur vor der Keilentnahme am distalen Fragment erfolgt

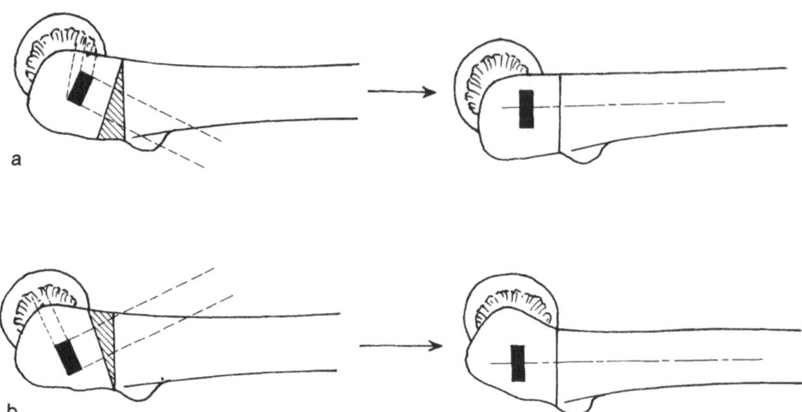

Abb. 16. a Bei der Extensions-Osteotomie wird mit dem Plattensitz-Instrument möglichst ventral eingegangen. **b** Bei der Flexions-Osteotomie hat der Klingeneintritt möglichst dorsal zu erfolgen. Auf diese Weise wird eine möglichst gute Kongruenz der Osteotomieflächen erzielt.

zusätzlicher Extensionsosteotomie wird der entsprechende Keil mit dorsaler Basis vom proximalen Fragment entnommen. Nach der Entnahme des Valgisationskeils kann die Rotation des Beines nicht mehr korrigiert werden (Abb. 15).

Bei einer Varisationsosteotomie entnehmen wir den Keil vom proximalen Fragment. Wenn das Sägeblatt genau parallel zum Plattensitzinstrument gehalten wird, ist bei Verwendung einer 90°-Winkelplatte der Keil automatisch richtig. Dies gilt auch bei gleichzeitiger Extension. Zur Verminderung der meist lästigen Verkürzung ist es ratsam, den Keil nur von der Mitte der Osteotomiefläche aus zu schneiden und ihn am Schluß vor der Kompression mit dem Spanner in den lateralen Defekt einzusetzen. Wegen der senkrecht zur Schaftaxe stehenden Osteotomiefläche des distalen Fragmentes kann bei diesem Vorgehen die Rotation des Beines auch nach der Keilentnahme ohne Gefahr einer Inkongruenz in der Kontaktfläche bis zum Anschrauben des Plattenspanners korrigiert werden (Abb. 17).

Nach den Keilentnahmen wird das nicht mehr ganz fest sitzende Plattensitzinstrument ausgeschlagen und die vorbestimmte Platte mit dem Platteneinschlaginstrument ins vorgeschnittene Lager zuerst einige Zentimeter von Hand eingestoßen, anschließend mit dem Hammer völlig eingeschlagen.

Die Reposition der Osteotomie ergibt sich automatisch durch das Anpressen der Platte lateral an den Femurschaft mit 1–2 Verbrugge-Zangen. Kontrolle

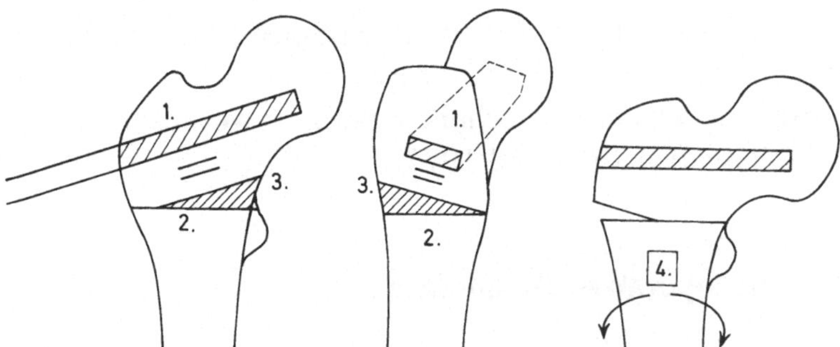

Abb. 17. Technisches Vorgehen bei der Varisations-Osteotomie. Planung bei Verwendung einer Rechtwinkelplatte. *1.* Vorbereitung des Plattensitzes im Schenkelhals je nach Ausmaß der geplanten Varisation und eventuell Extension. Der Plattensitz bestimmt die Korrekturen in der Frontalebene und in der Sagittalebene endgültig. *2.* Horizontale Osteotomie oberhalb des Trochanter minor. *3.* Vom proximalen Fragment wird parallel zum liegenden Plattensitzinstrument der entsprechende Keil entnommen. Um eine stärkere Verkürzung zu vermeiden, wird der mediale Keil nur in halber Schaftbreite geschnitten. *4.* Wegen der horizontalen Lage des Osteotomieschnittes kann die Rotationskorrektur nach der Keilentnahme erfolgen

der Beinlänge und der Beinstellung. Die interfragmentäre Kompression kann auf verschiedene Weise realisiert werden. Bei Verwendung der DC-Rechtwinkelplatte genügt der maximale Spannweg von 2 mm der DC-Löcher in der Regel nicht. Es wird deshalb auch bei Verwendung einer DC-Winkelplatte häufig zusätzlich der Plattenspanner benötigt. Bei der Rundlochrechtwinkelplatte ist die Verwendung des Plattenspanners obligatorisch. Die 120°- oder 130°-Winkelplatte erlaubt auch eine Druckerzeugung mit dem Spanner, sofern das proximale Fragment zusätzlich verschraubt wird. Eine elegantere Art der interfragmentären Druckerzeugung nützt die schräg stehende Osteotomiefläche aus. Wenn die distalste Schraube eingedreht wird, bevor proximal die Platte den Femurschaft berührt (ca. 0,5–1,0 cm Distanz), dann erzeugt das Anschrauben der Platte proximal einen interfragmentären Druck. Abschließend wird die Beinstellung nochmals geprüft. Der M. vastus lateralis wird reinseriert. Die Gelenkkapsel bleibt offen. Die Sehne des M. iliopsoas kann durchtrennt werden. Ein 4 mm-Redondrain wird so hinter den M. vastus lateralis gelegt, daß seine Spitze hinter die Osteotomie zu liegen kommt. Schluß der Fascie. Ein 2. Redondrain liegt subcutan. Hautnaht. Prüfung der Abduktion. Tenotomie der Sehne des M. adductor longus, ev. auch derjenigen des M. adductor magnus. Diese Tenotomie erfolgt von einer Stichinzision aus, eine Hautnaht ist in der Regel nicht notwendig.
Auf dem Operationstisch werden abschließend beide Beine senkrecht hochgehalten und von den Zehen bis zur Leiste kräftig ausmassiert. Kompres-

sionsverband von den Zehen bis zur Spica coxae auf der operierten Seite, bis
zum Kniegelenk auf der Gegenseite.
Betreffend Operationstechnik verweisen wir ausdrücklich auf das AO-Ma-
nual Ausgaben 1969 und 1977.

3.4. Postoperative Behandlung

Nach unserer Erfahrung spielt die postoperative Behandlung für den Erfolg
einer intertrochanteren Osteotomie bei Coxarthrose eine viel wichtigere
Rolle als bei der Totalprothesenoperation. Es geht in den ersten postoperati-
ven Tagen darum, dem Patienten Vertrauen in die solide, schmerzfreie
Osteosynthese zu geben. Aus Angst, es könnte sich nach dem „Knochen-
schnitt" etwas verschieben, neigen die Patienten dazu, mit verkrampften
Muskeln die Hüfte zu fixieren. Dieser Zustand ist an sich schmerzlos und die
Patienten sind zufrieden. Der Arzt darf aber mit diesem schmerzfreien und
afebrilen Zustand nicht zufrieden sein. Fußkreisen und Spannübungen des
M. quadriceps genügen nicht. Vom ersten postoperativen Tag an müssen
möglichst lockere, assistierte Flexionsübungen gemacht werden. Ausnahmsweise gelingt dies bei besonders bewegungsbegabten Patienten ohne Schwie-
rigkeiten. Meistens löst der erste Flexionsversuch einen lebhaften Schmerz
aus. Es scheint uns von größter Wichtigkeit zu sein, daß der Operateur dem
Patienten erklärt, dieser Schmerz komme nur von der Muskelverkrampfung.
Der Patient gewinnt Vertrauen, wenn er merkt, daß der Schmerz nach gedul-
dig wiederholten assistierten und langsam im Umfang gesteigerten Beugebe-
wegungen nachläßt. Dankbar nimmt er dann zur Kenntnis, daß man am
operierten Bein axial stark stoßen kann, ohne daß ein Schmerz ausgelöst
wird. Normalerweise wird auf diese Weise nach wenigen Tagen ungefähr die
Hälfte des vorbestehenden Flexionsumfanges erreicht. Es ist von größter
Wichtigkeit, daß der initiale Verkrampfungszustand mit seiner Bewegungs-
blockierung nicht bis zur 2. postoperativen Woche andauert. Die assistierten
Bewegungsübungen sollen den Charakter von Lockerungsübungen haben.
Es ist aus psychologischen Gründen wichtig, daß in den ersten Tagen diese
Übungen nicht einfach einer Physiotherapeutin übertragen werden. Aus ei-
gener Erfahrung wissen wir, daß der Erfolg einer korrekten Osteotomie
ausbleiben kann, wenn der Operateur sich postoperativ nicht um den Patien-
ten kümmert!
Aus diesen Darlegungen wird die Wichtigkeit einer vertrauensvollen Ein-
stellung verständlich und damit der eingangs gemachte Vorbehalt, Spastiker,
Misanthrope und Besserwisser möglichst nicht einer intertrochanteren
Osteotomie zu unterziehen.

Frühe Bewegung bringt größte Vorteile, frühes Aufstehen jedoch nicht. Leider erfordern die Spitalkosten heute oft eine Entlassung zu Beginn der 3. Woche, so daß die Patienten am Ende der 1. Woche aufstehen. Die Teilbelastung mit korrektem Abrollen des Fußes muß erlernt werden. Je nach Bein- und Körpergewicht wird eine Belastung von 15–25 kg angestrebt. Häufige Kontrollen auf einer Bodenwaage sind nötig. Diese Teilentlastung mit 2 Krückstöcken wird für mindestens 3 Monate angestrebt. Anschließend Gehen an einem kontralateralen Stock für weitere ca. 3 Monate. Für körperliche Arbeiten sind die Patienten häufig erst nach 9–12 Monaten wieder voll arbeitsfähig.

4. Ergebnisse

Bei großen Fallzahlen ist ein Bericht über Ergebnisse naturgemäß ungenau. Von unseren 786 intertrochanteren Osteotomien bei Coxarthrose, die alle vom gleichen Operateur operiert und kontrolliert worden sind, kennen wir Zahl und Art der Zweiteingriffe. In dieser Zahl ist ein Kollektiv von 109 intertrochanteren Osteotomien bei Coxarthrose inbegriffen, das in den Jahren 1959 bis 1962 operiert worden ist. Dieses Kollektiv wurde nach 2–5 Jahren und nach 12–15 Jahren lückenlos nachuntersucht.

4.1. Resultate von 100 Coxarthrose-Patienten mit 109 intertrochanteren Osteotomien nach 12 bis 15 Jahren

		Pat.	Op.
I. Nachkontrollen	gut oder befriedigend	33	37
	unbefriedigend	2	
II. Verstorbene ohne Reop. (Resultat mit Fragebogen ermittelt)	gut oder befriedigend	27	34
	unbefriedigend	4	
III. Schlechte Fälle mit Reoperation nach durchschnittlich 8 Jahren 34 Totalprothesen 4 Arthrodesen		34	38

Nach 2–5 Jahren konnten 95 Patienten nachuntersucht werden, nach 12–15 Jahren noch 35.

Die erzielten Durchschnittsresultate in Bezug auf Schmerzen, Gehfähigkeit, Beinlängendifferenz, Flexionsumfang, Streckausfall und Rotationsumfang ergeben sich aus der Tabelle 1. Bei der Gehfähigkeit ist das Durchschnittsalter der verbliebenen 35 Patienten von 69,6 Jahren zu beachten.

Operationstypen (109 Operationen)

	Valg.	Var.	Versch. O.	Zusätzl. Ext.
I Nachuntersuchte 25 weibl. 10 männl.	13	20	4	23 auf 37 Op.
II Verstorben ohne Reop. 27 weibl. 4 männl.	13	10	11	23 auf 34 Op.

III Reop.
  (34 Totalprothesen
    4 Arthrodesen)
	20	17	1	20 auf 38 Op.

Tabelle 1. Statusentwicklung nach intertrochanterer Osteotomie bei Coxarthrose

	Op.zeitpunkt 100 Patienten (Durchschnittsalter 59,5 J.)	Nach 2–5 Jahren 95 Patienten	Nach 12–15 Jahren 35 Patienten (Durchschnittsalter 69,6 J.)
Schmerzen (nach Merle d'Aubigné)	2,5	5,4	5,3
Gehfähigkeit	1,7 km	4,9 km	4,0 km
Beinlängendifferenz	−1,8 cm	−1,3 cm	−1,0 cm
Flexionsumfang	48°	48°[a]	47°
Streckausfall	15°	13°	13°
Rotationsumfang	3°	20°	20°
Rotationshaltung (Mittelwert)	18° Außen- rotation	–	16° Außen- rotation

[a] Die Durchschnittszahl des Flexionsumfanges täuscht. Die Analyse der Einzelfälle zeigt 52 Verbesserungen, 5 Unveränderte und 38 Verschlechterungen. Unter den Verbesserungen finden sich 2 von 50° und 55°, unter den Verschlechterungen 3 von 60°, 70° und 80°! Bei den letzteren waren sowohl die Indikation als auch die angewandte Technik falsch.

In 60 Fällen wurde gleichzeitig mit der Varisation, Valgisation oder der bloßen Verschiebung eine Extension von durchschnittlich 30° durchgeführt. Wenn wir die Resultate analysieren, so sehen wir, daß bei 51% der schlechten, reoperierten Fälle gleichzeitig eine Extensions-Osteotomie vorgenommen wurde. Bei den guten oder befriedigenden Fällen beträgt die Quote der gleichzeitig vorgenommenen Extensions-Osteotomie 69%.

Was hat die Extensions-Osteotomie für einen Einfluß auf die resultierende Beugefähigkeit oder Streckfähigkeit?

Trotz Entnahme eines dorsalen Keils von durchschnittlich 30° verbesserte sich nach 2–5 Jahren die Extension nur um 5°. Bei 48 Fällen ohne hinteren Keil verschlechterte sie sich um 2°. Die Flexion wird durch die Extensions-Osteotomie nur wenig tangiert. Mit Extensions-Osteotomie war sie durchschnittlich um 4° reduziert, ohne Extensions-Osteotomie um durchschnittlich 5° verbessert!

Hat die Doppelseitigkeit der Coxarthrose Einfluß auf das Resultat einer intertrochanteren Ostetomie?

Grundsätzlich werden bei doppelseitigem Leiden alle Parameter gleichsinnig beeinfluß wie bei Einseitigkeit. Sie sind lediglich durchschnittlich 15–20° schlechter.

4.2. Zweiteingriffe nach 677 intertrochanteren Osteotomien seit dem 1. 6. 1962

In 154 Fällen, das sind 22,7%, mußte wegen unbefriedigendem Resultat eine zweite Operation vorgenommen werden. Es waren dies 129 Totalprothesen, 12 Arthrodesen und 13 zweite intertrochantere Osteotomien. Die Totalprothesen mußten nach durchschnittlich 5,3 Jahren, die Arthrodesen nach durchschnittlich 1,4 Jahren und die zweiten intertrochanteren Osteotomien nach durchschnittlich 3,8 Jahren vorgenommen werden.

4.3. Klinische Beispiele für die hauptsächlichen Operationstypen

Legende zu den Beschriftungen auf den Röntgenbildern.

S = Schmerz 0 = kein Schmerz (= 6 nach Merle d'Aubigné)
             5 = heftiger Dauerschmerz (= 0 nach Merle d'Aubigné)
G = Gehfähigkeit ohne oder mit 1 Stock
F = Flexionsumfang
E = Extensionsstellung 180° = völlige Streckung
                 160° = Streckausfall von 20°
R = Rotationsumfang

Auf zahlreichen Abbildungen sind außer den Funktionen auch die operativ vorgenommenen Korrekturmasse angegeben (Var., Valg., Versch.-Ext., R.). Bei dargestellten Konturaufnahmen (Abb. 28, 29) gibt F oder Flexion das Maß der Hüftbeugung bei der Aufnahme an.
Im Text wird Bezug genommen auf die folgenden Abbildungen.

5. Komplikationen

5.1. Infekt

Wenn wir als Infekt eine bakteriell bedingte Verlängerung der Behandlungs-
zeit oder bakteriell bedingte Beeinträchtigung des Endresultates verstehen,
so haben wir lediglich 4 Infekte erlebt. Das sind 0,5%. Zwei dieser Infekte
betrafen den gleichen Patienten, der offensichtlich eine Resistenzschwäche
aufwies. Eine Seite konnte mit einer Kreuzplattenarthrodese saniert werden.
Auf der anderen Seite wurde 5 Jahre später eine Totalprothese versucht.
Auch sie mißlang und es resultierte ein Girdlestone. Ein Fall heilte mit
spontaner Arthrodese mit befriedigendem Ergebnis aus. Beim vierten Fall
wurde am 9. postoperativem Tag ein Débridement mit Spüldrainage durchgeführt. Ideales Heilresultat.
Es ist auffallend, daß die intertrochantere Osteotomie durch den Infekt
2–3mal weniger gefährdet ist als die Totalprothese.

5.2. Postoperative Hämatome

Die postoperativen Hämatome spielen wie der Infekt bei der intertrochanteren Osteotomie eine wesentlich kleinere Rolle als bei der Totalprothese. Nur
in 6 Fällen mußte operativ ein Hämatom entleert werden. Grundsätzlich ist
zu betonen, daß ein schmerzhaftes, spannendes Hämatom operativ entleert
werden muß. Hämatomdruckschäden auf die Muskulatur sind im Interesse
der Frühmobilisierung unbedingt zu vermeiden!

5.3. Phlebothrombose und Lungenembolie

Vor 1971 haben wir drei Patienten an letaler Lungenembolie verloren. Seit
1971, d. h. in den letzten 7 Jahren, haben wir keine schwere Lungenembolie
mehr beobachtet. Im Gegensatz zu den Lungenembolien sind tiefe Phlebo-
thrombosen klinisch in ca. $^1/_4$ der Fälle wahrscheinlich. Auch wenn keine
Veränderung der Hautfarbe feststellbar ist, muß eine postoperative Schwel-

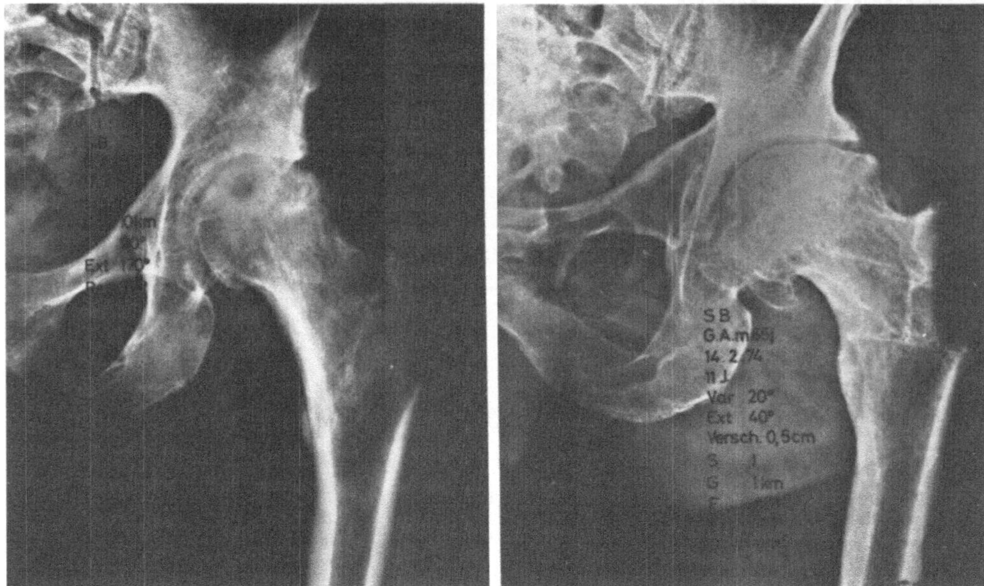

Abb. 18. 56-jähriger Fabrikarbeiter, schwere Coxarthrose mit Erschöpfung des Gelenkspaltes, in der Hauptbelastungszone kein distaler Kopfosteophyt. 9 Jahre nach Varisations-Extensions-Verschiebe-Osteotomie ist eine schöne radiologische Gelenkregeneration erhalten geblieben

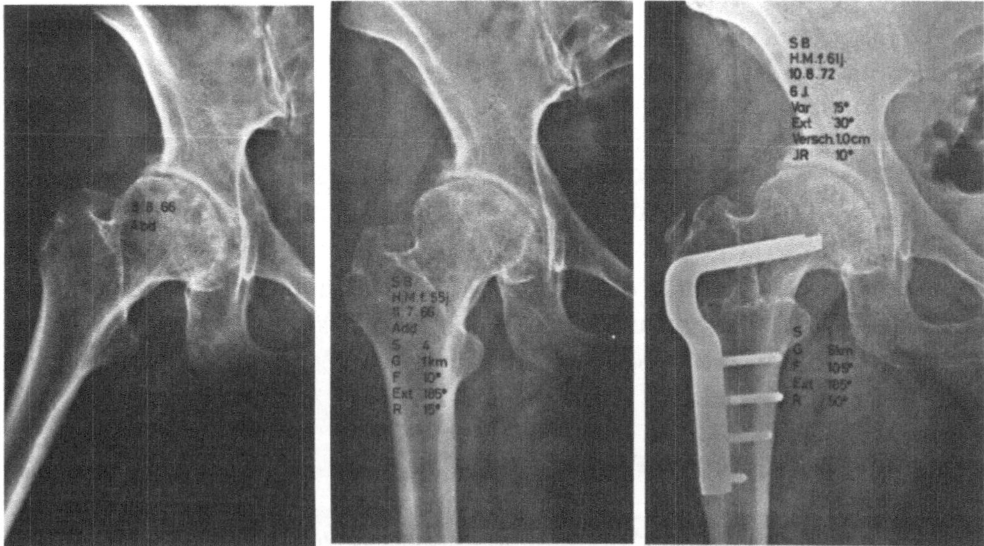

Abb. 19. 55-jährige Hausfrau, erhaltene Abduktionsfähigkeit mit kongruentem Gelenkspalt im Abduktionsbild. Indikation zur Varisation. 6 Jahre nach der Varisation von 15° in Kombination mit einer Extension von 30°, Medialverschiebung von 1 cm und Innenrotation von 10° ist die Patientin fast völlig beschwerdefrei. Flexionsgewinn von 95°! Rotationsgewinn von 35°

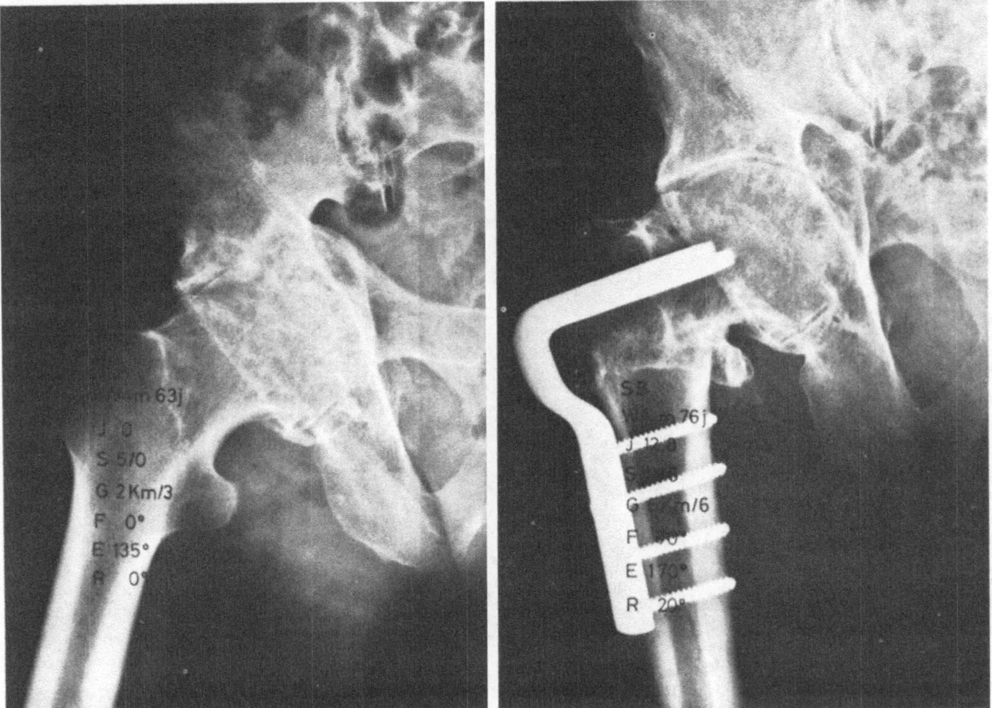

Abb. 20. Primäre Coxarthrose bei einem 63-jährigen Mann. Versteifung in Abduktions- und Beugekontraktur. Völlig blockiertes Gelenk, starker Schmerzzustand. Intertrochantere Variations-Extensions-Osteotomie zur Stellungskorrektur. Nach 13 Jahren ist ein Flexionsspiel von 70° vorhanden. Rotationsumfang 20°, korrekte Beinstellung mit einem Streckausfall von lediglich 10°. Der Patient ist schmerzfrei, Gehstrecke 5 km

lungstendenz des Beines in diesem Sinn interpretiert werden. Nach unserer Erfahrung verschwinden die meisten dieser Symptome im Verlauf eines Jahres.

Die günstige Entwicklung der Emboliestatistik bringen wir mit der systematischen Dextran-Prophylaxe in Zusammenhang. Systematisches Hochhalten der Beine am Schluß der Operation mit Massage von den Zehen bis zur Leiste, ferner Kompressivverbände, möglichst frühzeitige aktive Beinmuskelübungen und Atemgymnastik sind wertvolle unterstützende Maßnahmen. In der ersten postoperativen Nacht muß die Harnblase entleert sein!

5.4. Neurologische Komplikationen

In 12 Fällen haben wir eine postoperative Peronaeusparese erlebt, die bei zwei Patienten irreversibel blieb. Die lokale Revision des N. ischiadicus, besonders seiner lateralen Portion, ergab in beiden Fällen keinen Hinweis

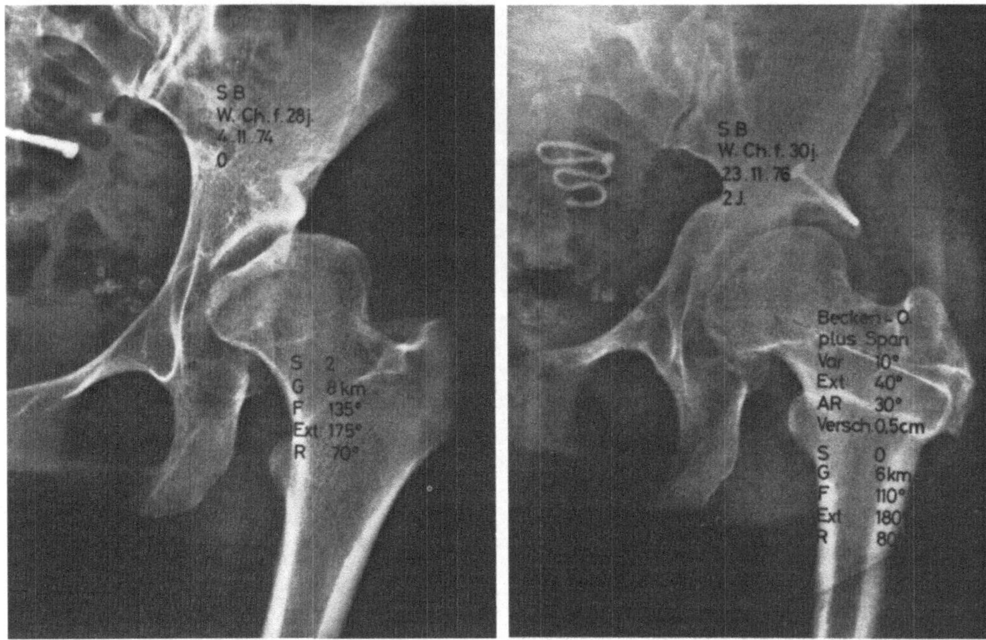

Abb. 21. Schwere Dysplasiehüfte mit Schmerzzustand bei einer 28-jährigen Pfarrfrau.
Schwere laterale und vordere Pfanneninsuffizienz. Pfannendachplastik durch Beckenosteoto-
mie mit zusätzlicher Spanplastik. Gleichzeitig Varisations-Extensions-Osteotomie. 2 Jahre
nach der Operation sind die Gelenkverhältnisse wesentlich gebessert, die Patientin beschwerdefrei

auf eine Nervenläsion. Neben peripheren Druckschäden muß an intraneu-
rale Blutungen gedacht werden. Lähmungen des N. femoralis haben wir
keine beobachtet.

5.5. Osteotomiepseudarthrosen

In zwei Fällen der früheren Zeit mußte wegen Osteotomiepseudarthrose
reosteosynthetisiert werden. Beide heilten aus. In zwei Fällen haben wir in
der unmittelbaren postoperativen Phase durch Unfälle einen Ausriß der
Plattenklinge erlebt. Beide mußten reoperiert werden. Einer davon endete
mit einem ausgesprochen guten Spätresultat!
Es ist zu betonen, daß Osteotomiepseudarthrosen bei korrekter Anwendung
der AO-Technik praktisch nicht mehr vorkommen.

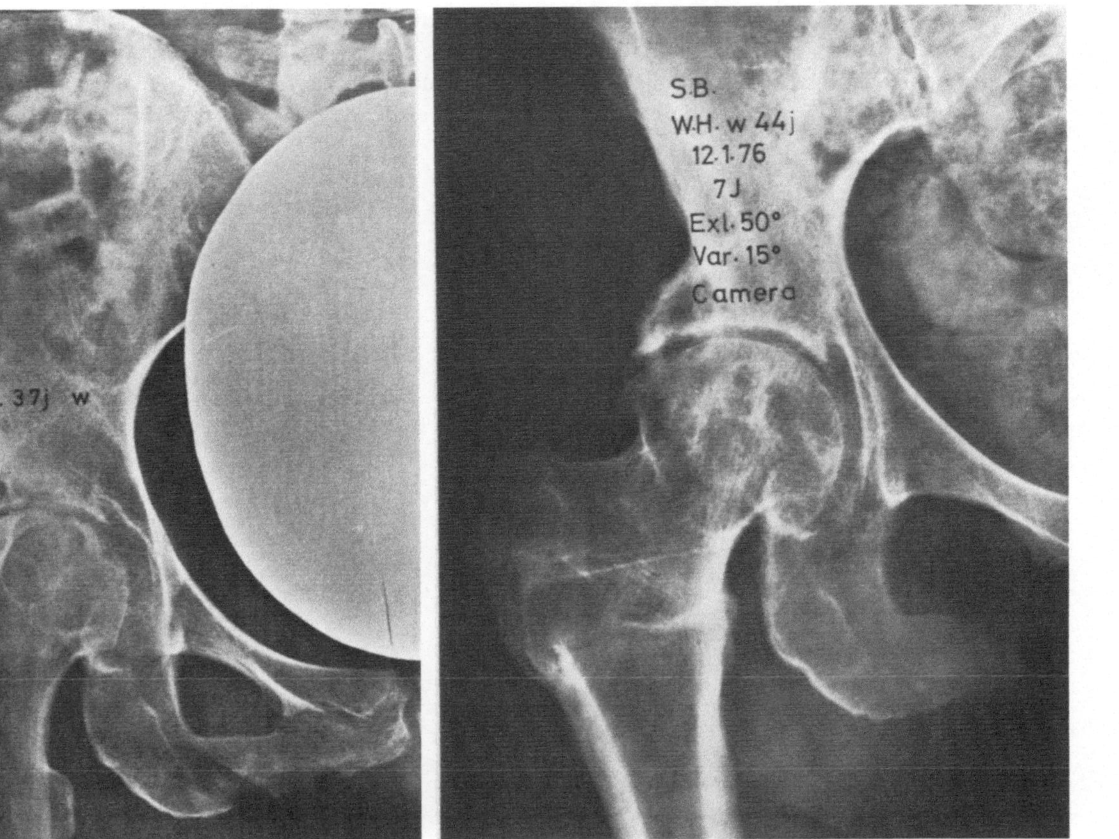

Abb. 22. 37-jährige Bauernfrau, Schmerzzustand bei beginnendem Kopfeinbruch wegen schwerer subchondraler Dysostose. Gelenkspaltverschmälerung auf 1,5 mm. 7 Jahre nach Varisation von 15° und Extension von 50° mit gleichzeitiger Cameraplastik der großen Kopfzyste erscheint der Kopf schön sphärisch, scharf begrenzt, der Gelenkspalt hat sich auf 3–4 mm erweitert. Patientin beschwerdefrei

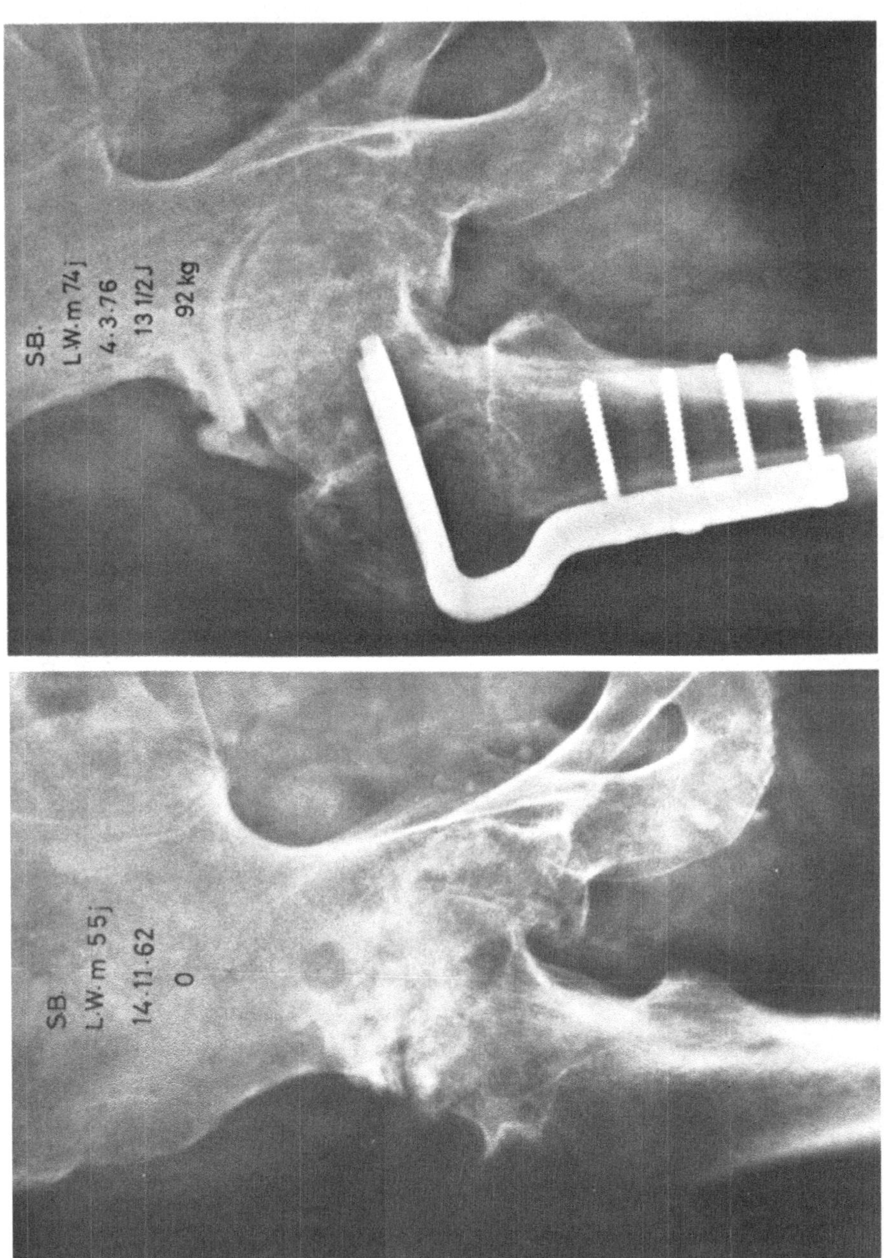

Abb. 23. 55-jähriger, adipöser Unternehmer, schwere Gelenkzerstörung. 13½ Jahre nach Varisation von 20°, Innenrotation von 10° und Adduktorotomie hat sich eine schöne Gelenkregeneration mit einer Gelenkspaltbreite von 3 mm erhalten. Auffallende Rückbildung der pathologischen Strukturen. Völlige Beschwerdefreiheit

6. Diskussion

Die Analyse unserer Resultate zeigt, daß bei guter Indikation die Ergebnisse der verschiedenen intertrochanteren Osteotomien in Bezug auf Schmerz, Gehfähigkeit, Flexionsumfang, Streckfähigkeit und Rotationsumfang gleich sind. Ein signifikanter Unterschied zwischen Valgisations-, Varisations- oder Verschiebeosteotomie ist im Spätresultat nicht feststellbar. Die zusätzliche Extension scheint vorteilhaft und häufig indiziert zu sein. Nach 12 bis 15 Jahren kann mit 50% befriedigenden Dauerresultaten gerechnet werden.

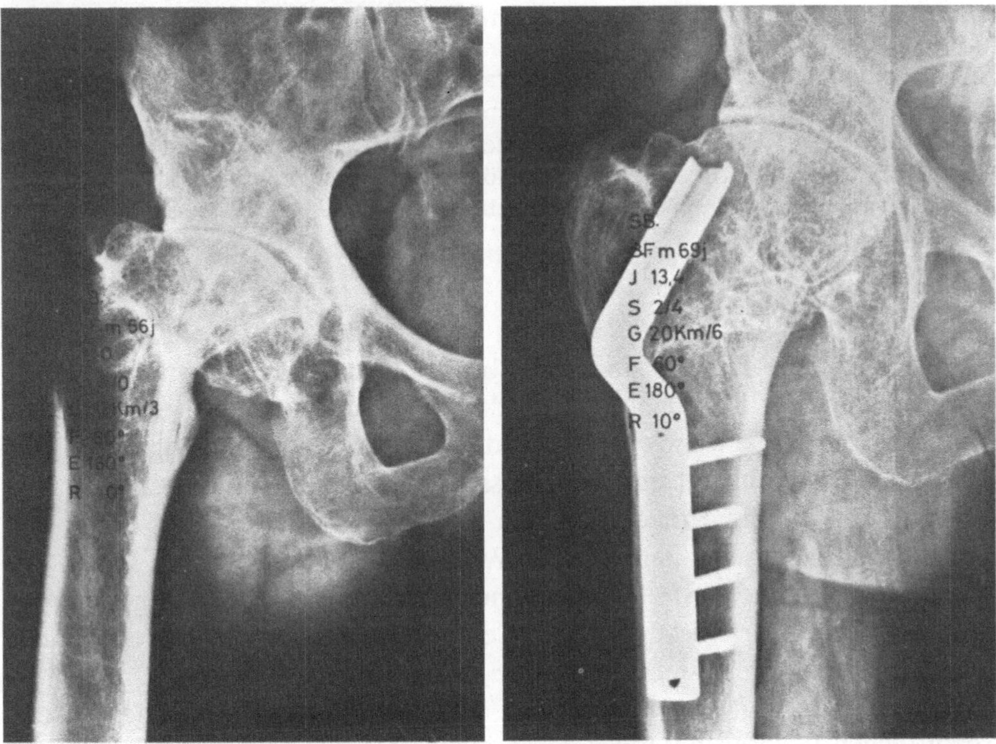

Abb. 24. 56-jähriger Landarbeiter mit Coxa vara nach Epiphysenlösung. Ideale Valgisationsindikation. Nach 13 Jahren mißt der Gelenkspalt 3–4 mm und ist kongruent. Die arthrotischen Strukturveränderungen haben sich zurückgebildet

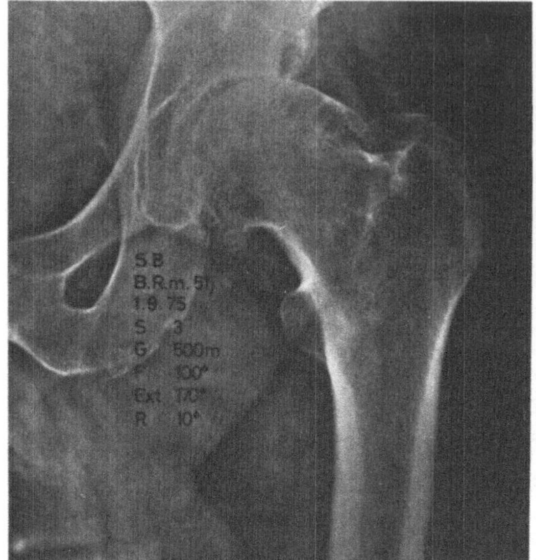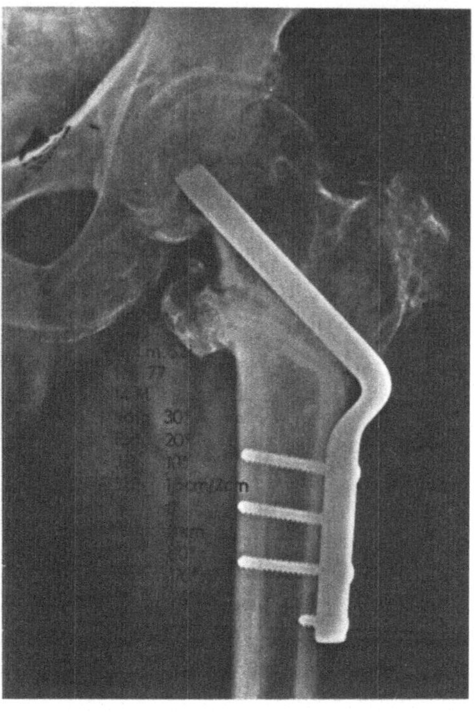

Abb. 25. 51-jähriger Landwirt mit schwerer Pfanneneckenüberlastung. 14 Monate nach Vornahme einer Valgisations-Extensions-Osteotomie mit Lateralisation des Trochanters und des Femurschaftes und Abmeißelung des Trochanter minor hat sich unter Ausbildung eines breiten Gelenkspaltes die arthrotische Strukturstörung auffallend zurückgebildet. Gleichzeitig sind die Schmerzen verschwunden und die Gehfähigkeit ist wesentlich verbessert

Die 1974 von U. Plass und 1977 von M. Watillon, F. Hoet und P. Maquet veröffentlichten Resultate sind etwas besser. Grund dazu ist wahrscheinlich die Länge unserer Beobachtungszeit, das hohe Durchschnittsalter, die in den Jahren 1959–1962 weniger klare Indikationsstellung und möglicherweise auch die Vollständigkeit und Geschlossenheit unseres Kollektivs.

Eindrücklich ist die Korrelation von Schmerzfreiheit und Besserung des Rotationsumfanges. In auffallender Weise bleibt bei den guten Fällen die Rotationshaltung, der Streckausfall und die funktionelle Beinlänge im Verlauf der Zeit unverändert. Wie die Gehleistung werden diese Werte durch die intertrochantere Osteotomie verbessert.

Wie zahlreiche Autoren haben auch wir keine Verbesserung des durchschnittlichen Flexionsumfanges durch die intertrochantere Osteotomie feststellen können; der erreichte Flexionsumfang ist im Verlauf der Zeit stationär geblieben. Die Durchschnittszahl des Flexionsumfanges täuscht. Einigen spektakulären Verschlechterungen stehen ebenso viele Verbesserungen ge-

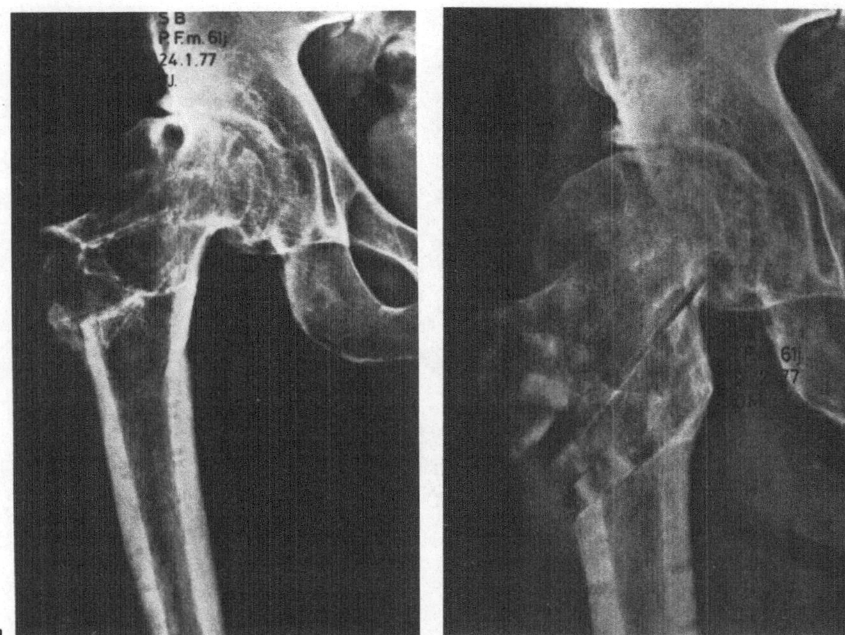

Abb. 26a u. b. 61-jähriger Verwaltungsangestellter. **a** Unbefriedigende Situation 7 Jahre nach einer Varisations-Osteotomie. Ausbildung eines medialen Kopfosteophyten, gute Indikation für eine zweite Osteotomie. Diesmal Valgisations-Osteotomie vom Typ Bombelli mit Lateralisation des Schaftes und des Trochanters, Valgisation von 30°, Extension von 20°, Verkürzung von 1 cm mit Opferung des Trochanter minor. Zunehmend gute Beweglichkeit und Schmerzfreiheit. **b** Nach 10 Monaten ist die Platte entfernt. Schöne Gelenkspaltregeneration

genüber. Die schlechten Fälle sind zum großen Teil Folge einer falschen Indikation. Es gibt progrediente, entzündlich destruktive Situationen mit noch gut erhaltener Beugefähigkeit, die auch nach einer intertrochanteren Osteotomie mit einer Versteifung enden. Es liegt uns daran, auf alle Fälle hinzuweisen, die eine bedeutende Zunahme des Flexionsumfanges erlebt haben. Wir möchten deshalb die Indikation zur intertrochanteren Osteotomie nicht stur vom Vorhandensein eines bestimmten Flexionsumfanges abhängig machen. Zwei Fälle mit Fehlstellung und völlig blockierter Hüfte haben nach lediglicher Korrektur der Fehlstellung nach 12 und 14 Jahren einen Flexionsgewinn von 60 bzw. 70° erbracht! Gleichzeitig bestand Schmerzfreiheit und eine schöne radiologische Gelenkregeneration (Abb. 19 u. 20).

Wir stimmen M. Schneider und D. Weill völlig zu, daß ein gutes klinisches Dauerresultat immer von einer radiologischen Gelenkregeneration begleitet ist. Man kann mit H. Wagner auch sagen, daß, wenn es gelingt, die Funktion

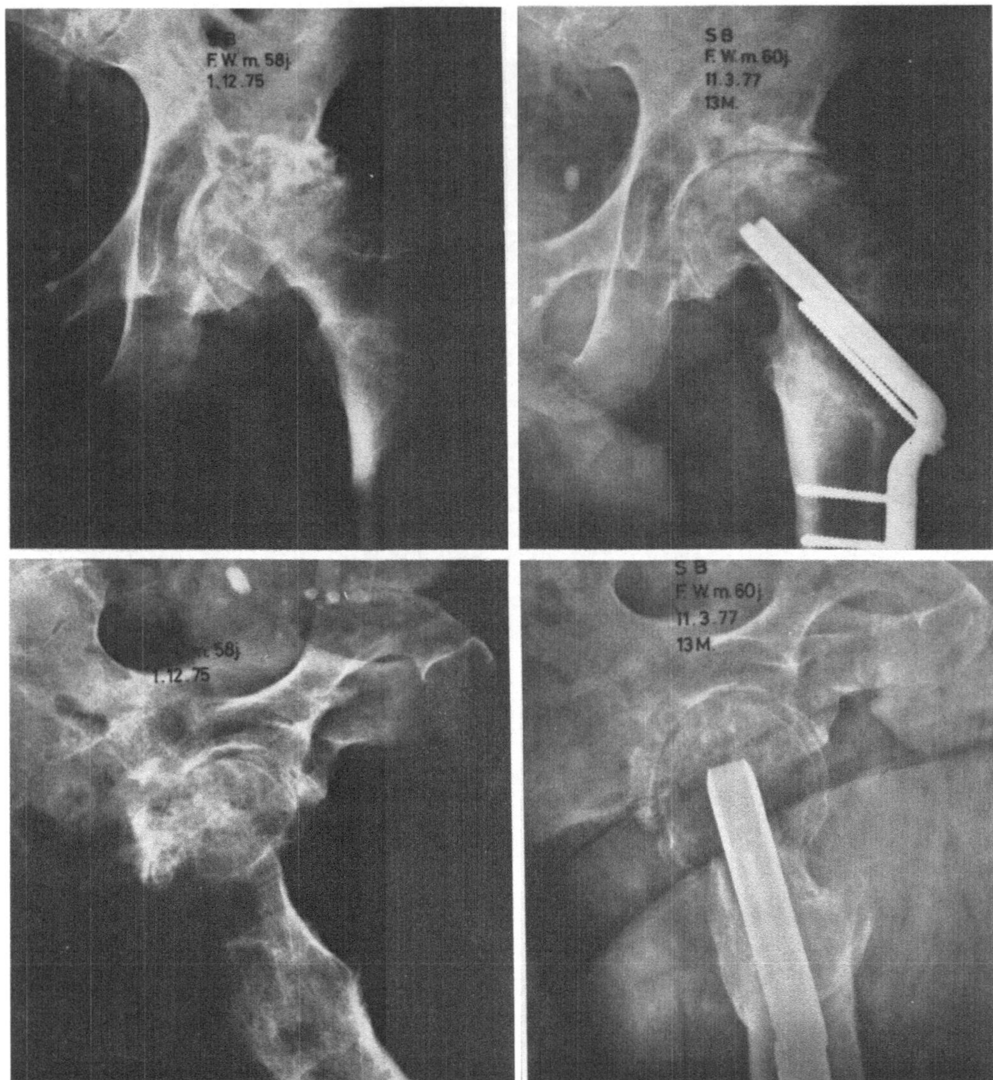

Abb. 27. 58-jähriger Kaufmann mit schwerer Coxarthrose. Schwere craniale und ventrale Kopfusur. Vorhandensein eines caudalen Kopfosteophyten. Gute Indikation für eine Valgisations-Extensions-Osteotomie. Nach 13 Monaten ist der Patient beschwerdefrei, das Gelenk in Regeneration begriffen. Der Kopfosteophyt hat sich integriert. Durch die Extensions-Osteotomie ist eine eindrückliche Zentrierung des Kopfes erfolgt. Die ventrale Gelenküberlastung ist behoben

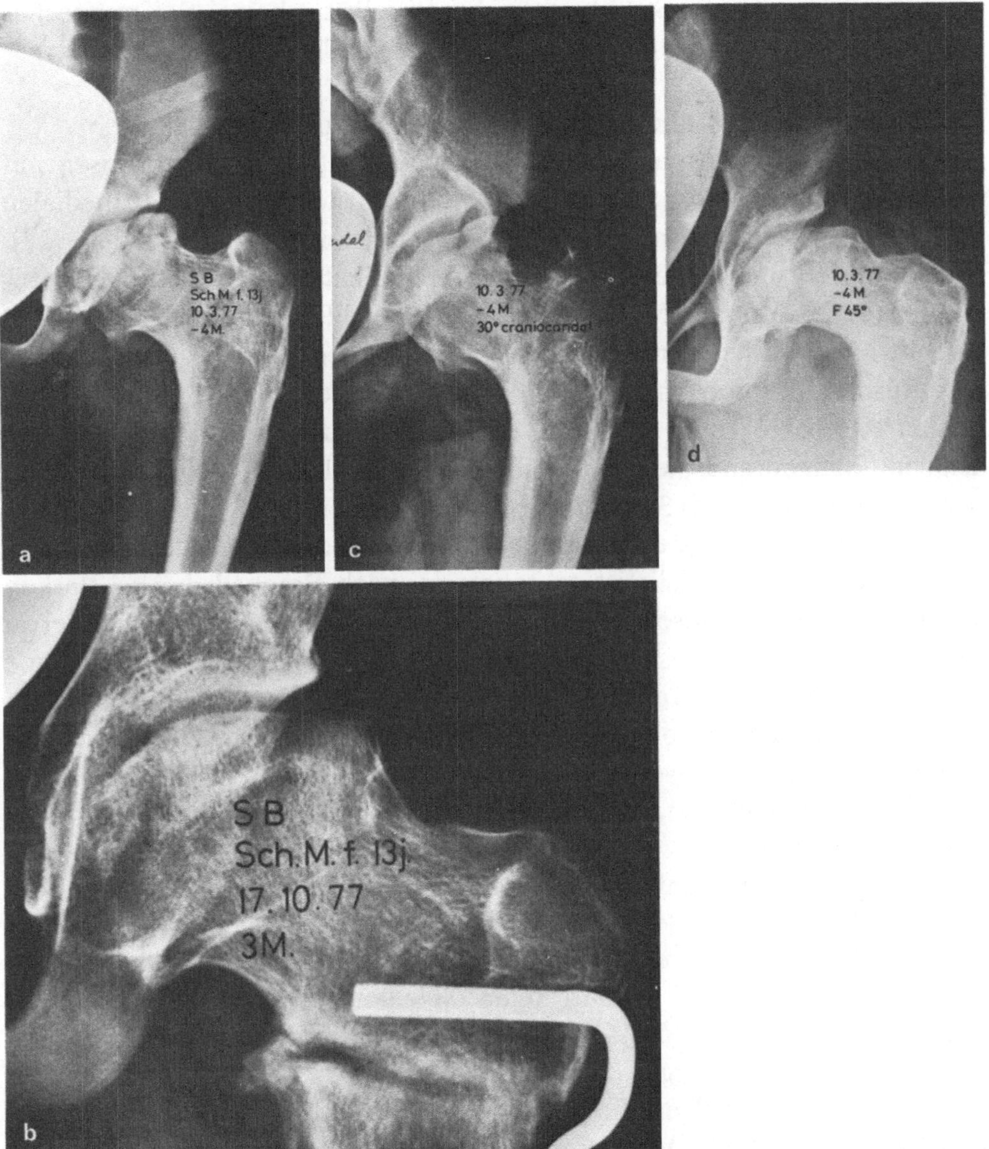

Abb. 28a–d. Prophylaxe der Coxarthrose. Wert der Konturaufnahmen. 13-jähriges Mädchen mit Status nach linksseitiger Hüftkopfnekrose mit ausgesprengtem Fragment dorso-cranial (**a**). Behebung der Gelenkinkongruenz und der Beschwerden durch intertrochantere Valgisations-Extensionsosteotomie, Valgisation 20°, Extension 40°. Drei Monate nach stabiler Osteosynthese mit einer Adoleszenten-Hüftplatte ist die intertrochantere Osteotomie in Heilung begriffen. (**b**). Völlige Beschwerdefreiheit bei der Plattenentfernung nach 15 Monaten **c** und **d** sind die praeoperativen Konturaufnahmen

wiederherzustellen, die Strukturen sich von selbst erholen. S. Krompecher sprach angesichts der Histologie eines unserer Fälle von Knorpelneoformation.

Die Frage nach Valgisation oder Varisation hat sich weiter geklärt.

Bei großen deformierten Köpfen, bei fortgeschrittenen Coxarthrosen mit medialen Kopfosteophyten, bei Adduktionsfehlstellung und bei medialen Arthrosen ist die Valgisation (Pauwels II) indiziert (Abb. 24, 25, 26, 27). Viele Autoren sind heute vom Wert dieser Indikation überzeugt (M. Watillon, F. Hoet, P. Maquet, M. Schneider und D. Weill, R. Bombelli u. a.). 1959 hat mir M. E. Müller den Rat gegeben, bei großen Köpfen zu valgisieren! Das Ausmaß der notwendigen Valgisation wird verschieden beurteilt. Wir richten uns nach der in Narkose, evtl. peroperativ nach Abmeißeln von distalen Pfannenrandosteophyten möglichen Adduktion. Bombelli scheut sich nicht, grundsätzlich 30° zu valgisieren. Es scheint, daß sein italienisches, vorwiegend aus Dysplasiearthrosen bestehendes Krankengut stärkere Valgisationen zuläßt. Jedenfalls ist es angezeigt, nach Bombelli bei so starken Valgisationen systematisch die Diaphyse zu lateralisieren, den Trochanter zu lateralisieren, den Psoas zu durchtrennen und eine Beinlängenzunahme durch Entnahme von Knochenscheiben zu verhindern. Richtig scheint zu sein, daß nach Bombelli eine radiologische Gelenkinkongruenz im Sinn einer lateralen Gelenkspalterweiterung im Adduktionsbild keine Gegenindikation für eine Valgisation darstellt. Eine Abduktionsfehlstellung durch Valgisation muß vermieden werden.

Die Varisationsosteotomie ist immer dann indiziert, wenn das Bein mindestens 20° abduziert werden kann. Häufig ist eine genügende Abduktion nur bei einer gewissen Flexion möglich. Im Röntgenbild muß diese Abduktionsstellung geprüft werden. Es darf keine Gelenkinkongruenz im Sinne einer stärkeren Verengerung des Gelenkspaltes auf der Höhe der Pfannenecke resultieren. H. Willenegger, dessen Fälle von U. Plass publiziert worden sind, hat mit diesem Verfahren gute Erfahrungen gemacht. Eine Adduktionsfehlstellung durch Varisation muß unbedingt vermieden werden. Der Mechanismus der Gelenküberlastung durch Adduktion wurde schon 1950 in eindrücklicher Weise von G. V. Osborne und W. H. Fahrni dargestellt (Abb. 10).

Nach 17-jähriger Erfahrung sind wir überzeugt, daß das alleinige Denken in der Frontalebene ungenügend ist. Zweifellos hat schon Mc Murray beim Eingipsen nach der Osteotomie Fehlstellungen korrigiert und damit in vielen Fällen eine Extension vorgenommen. Die Behebung einer Beugekontraktur vermindert den Gesamtdruck durch Entlastung des M. glutaeus maximus. Je nach Beweglichkeit des Hüftgelenkes erfolgt eine mehr oder weniger starke Flexion des Hüftkopfes. Dadurch gelingt es, intaktere vordere Kopfanteile in

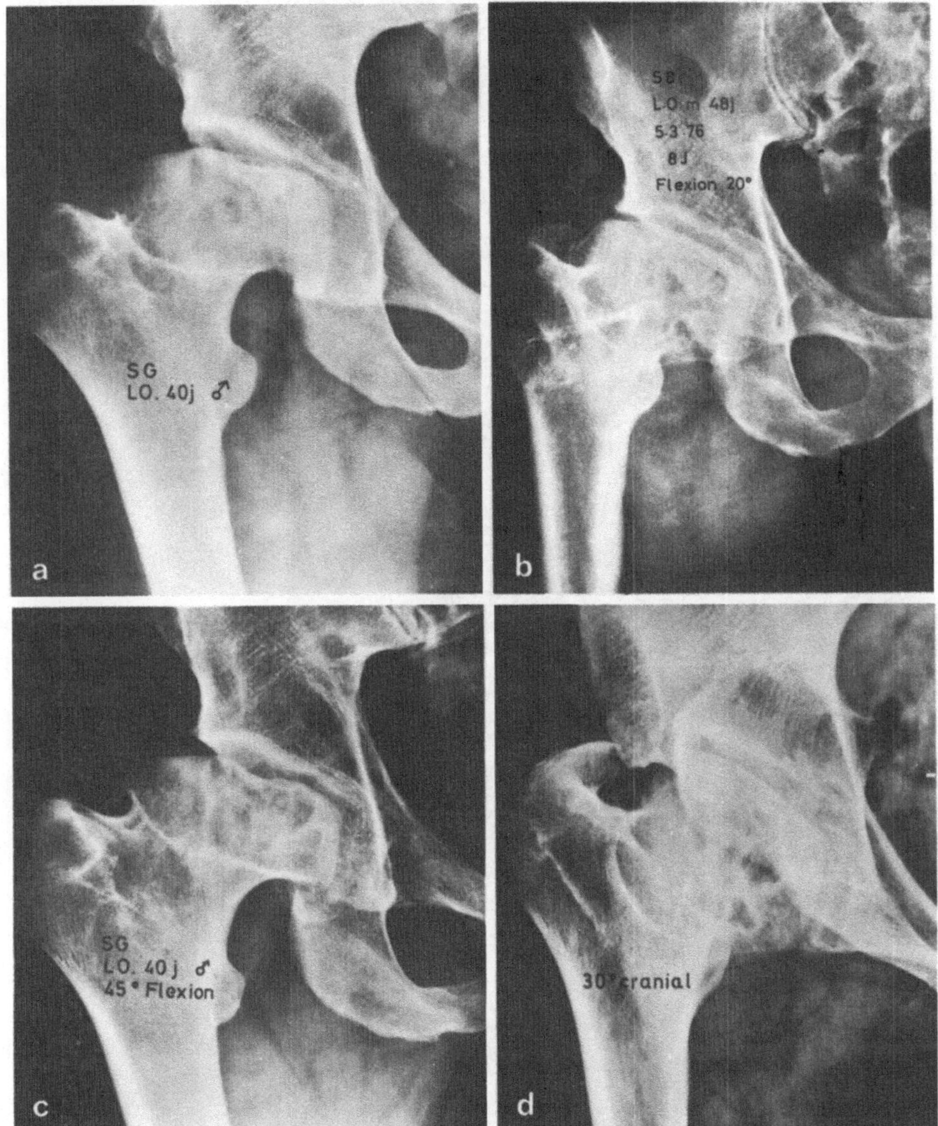

Abb. 29a–d. 40-jähriger Kaufmann mit schwerer Kopfdeformierung durch subchondrale Dysostose, die sich nach den Konturaufnahmen hauptsächlich im cranio-ventralen Bereich vorfindet (**c** u. **d**). 8 Jahre nach einer Flexions-Osteotomie von 20° ist der Patient beschwerdefrei, das Gelenk einigermaßen kongruent (**b**)

die Hauptbelastungszone zu drehen (Abb. 18, 21, 22). Wahrscheinlich spielt die mit der Extensionsosteotomie verbundene Retroversion des Hüftkopfes eine Rolle bei der Kopfzentrierung in der Pfanne bei exzentrischer vorderer Gelenküberlastung (Abb. 27).

Mit Sicherheit sind die Stellungskorrekturen in der Sagittalebene von größ-

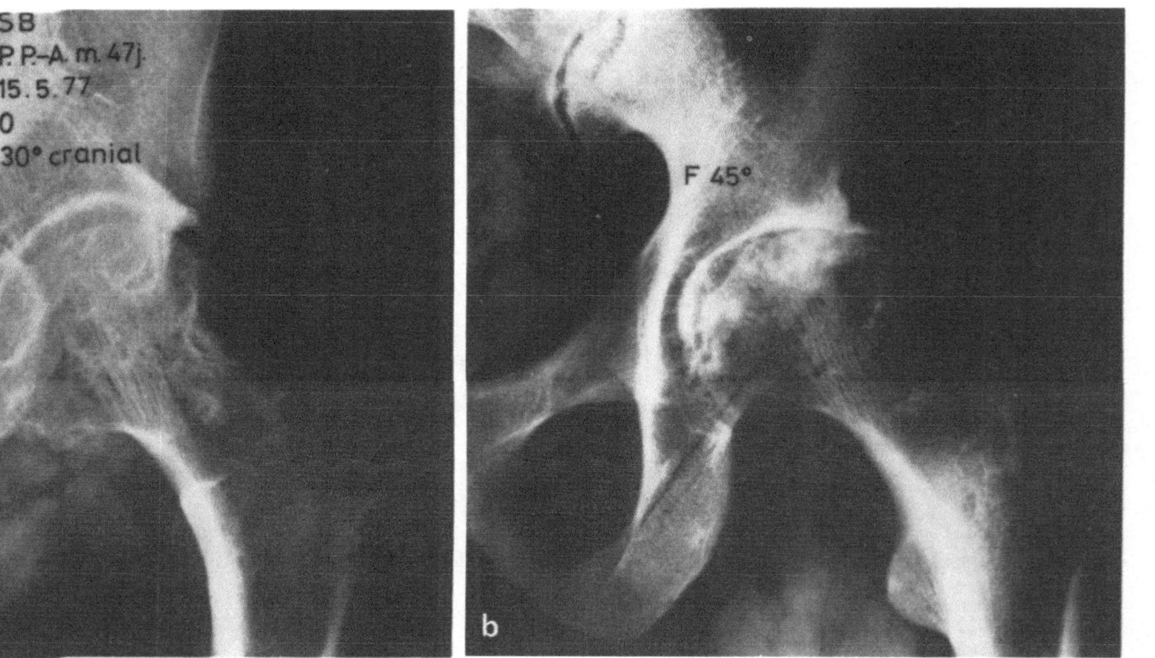

Abb. 30a u. b. 47-jähriger Uhrmacher. Tbc-Coxitis links im Alter von 20 Jahren. Schmerzzustand mit schwerer Beschränkung der Gehfähigkeit mit 46 Jahren (**c**). Aufgrund der Konturaufnahmen (**a** und **b**) wurde eine Flexions-Osteotomie von 30° ausgeführt

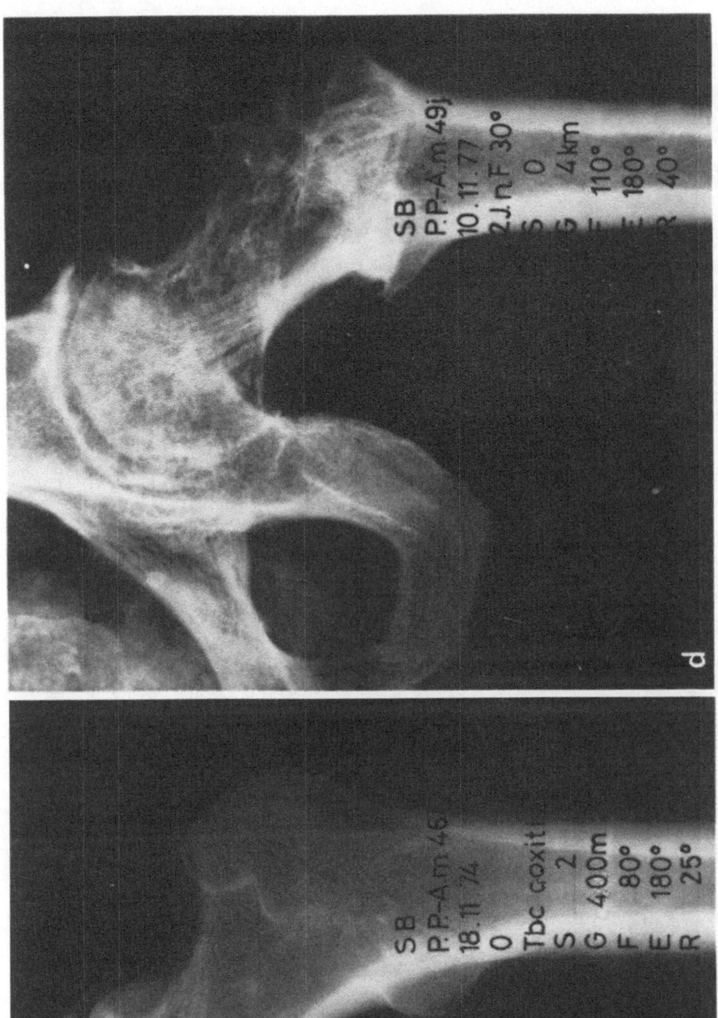

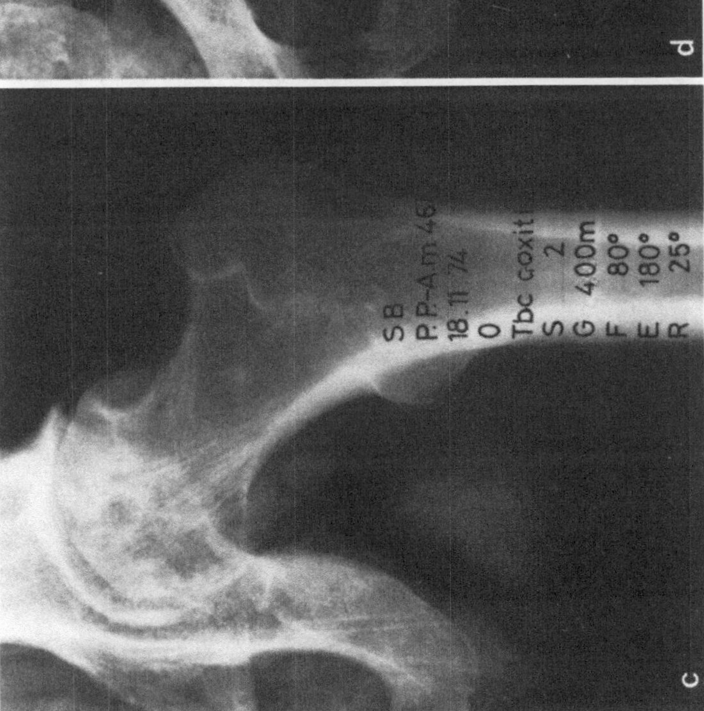

Abb. 30c u. d. Zwei Jahre später ist der Patient beschwerdefrei. Flexionsgewinn von 30° bei völliger Streckfähigkeit. Schöne radiologische Gelenkregeneration (**d**)

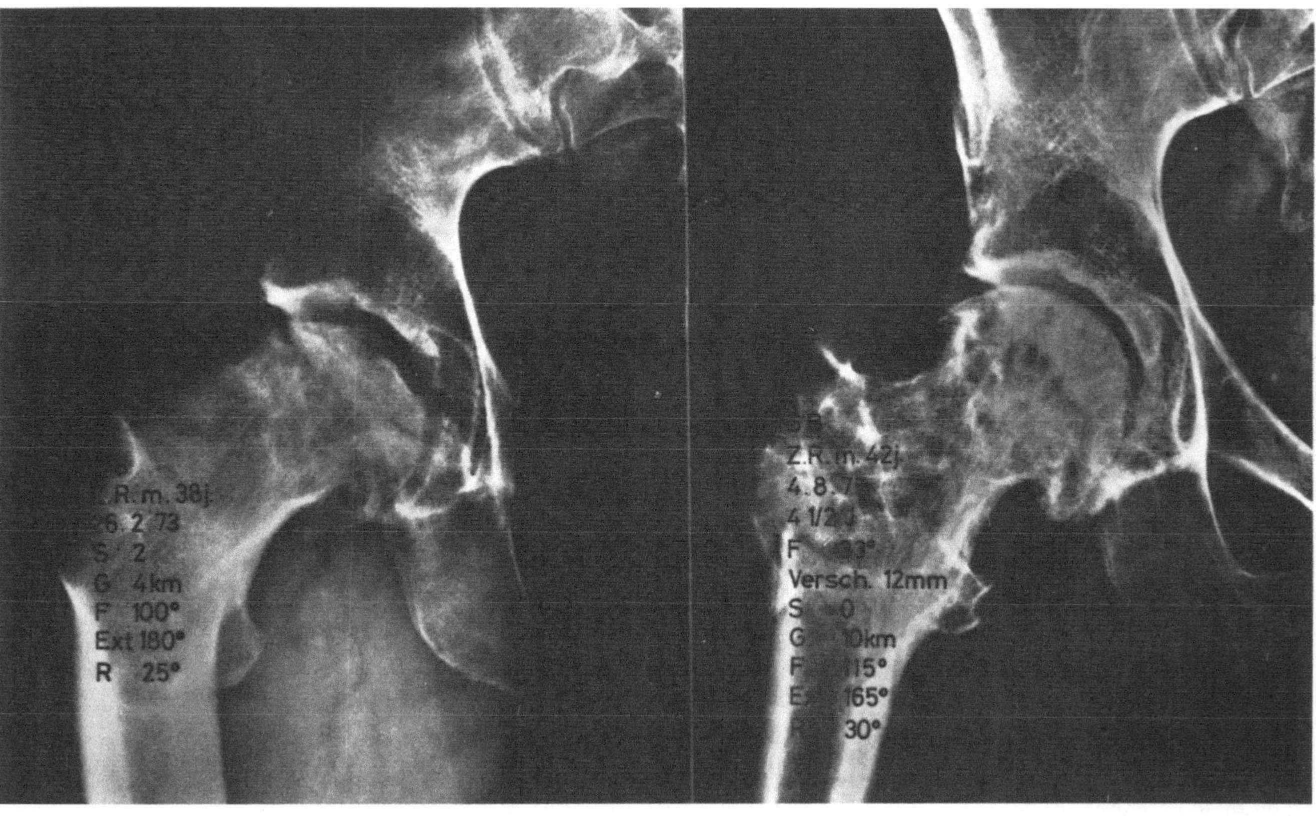

Abb. 31. 38-jähriger Bauführer. Schwere idiopathische Kopfnekrose mit hauptsächlich cranio-ventraler Lokalisation. Nach Maßgabe der Konturaufnahmen relativ intakte hintere Kopfkontur. 4½ Jahre nach intertrochanterer Flexions-Osteotomie von 30° ist der Patient beschwerdefrei. Es liegt ein Streckausfall von 15° vor. Sphärizität des Kopfes in der Hauptbelastungszone wiederhergestellt. Normale Gelenkspaltbreite. Nach 6 Jahren ist der Zustand unverändert

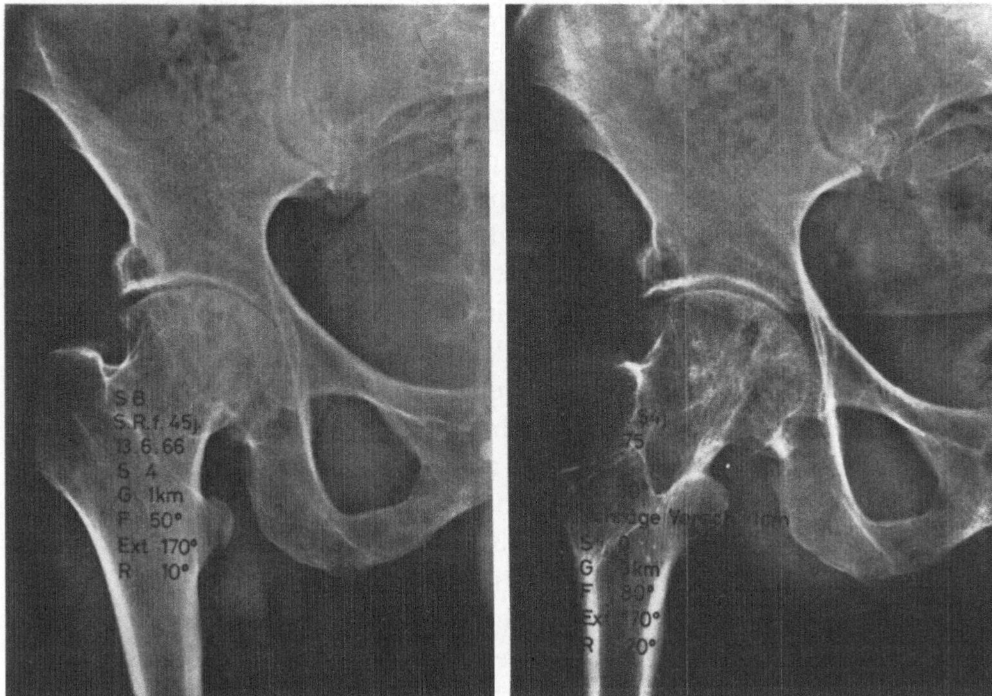

Abb. 32. 45-jährige Hausangestellte mit primärer Coxarthrose vom medialen Typus, starker Schmerzzustand. 9 Jahre nach schräger Verschiebe-Extensions-Osteotomie ist die mediale Verschmälerung des Gelenkspaltes verschwunden. Flexionsgewinn von 30°. Schmerzfreier Zustand

tem Nutzen bei Kopfschäden durch Einbruch von großen Zysten, bei Dysostosen, bei traumatischen Kopfdefekten und bei partiellen Kopfnekrosen (Abb. 28, 29, 31). Die von uns eingeführten Konturaufnahmen ergeben mit zwei Aufnahmen wesentlich bessere Auskunft als Tomogramme. Sie begründen in klarer Weise den Operationsplan zur Flexionsosteotomie bei cranioventralen oder zur Extensionsosteotomie bei cranio-dorsalen Kopfdefekten. Den Nutzen der intertrochanteren Flexionsosteotomie haben H. G. Willert und D. Sarfert 1975 bestätigt. Bevor bei relativ jungen Menschen mit Kopfnekrosen an Totalprothese oder Arthrodese gedacht wird, müssen diese Möglichkeiten ausgeschöpft werden. Die Technik der Konturaufnahmen ist bei Hafner/Meuli beschrieben. Die Aufnahme in Flexion läßt die erreichbare Gelenkkongruenz direkt ablesen. Wenn diese durch gleichzeitige Abduktion oder Adduktion verbessert wird, so ist zusätzlich zur Extensionsosteotomie eine entsprechende Varisations- oder Valgisationsosteotomie zu planen.

Diese kombinierten Korrekturen in zwei Ebenen lassen sich zuverlässig nur mit der AO-Technik realisieren (S. S. Olsson, 1974). Die AO-Hüftplatten haben einen bekannten Winkel zwischen Klinge und Schaft. Die Lage des Klingensitzes im Schenkelhals determiniert endgültig die Korrekturen. Sie muß vorausberechnet werden. Während des Einschlagens des Plattensitzinstrumentes kann die Richtung zum Schenkelhals, die Neigung in der Frontal- und Sagittalebene laufend kontrolliert werden. Winkelmasse und eingebohrte richtunggebende Kirschnerdrähte sind die Hilfsmittel zu dieser Stellungskontrolle. Nach Osteotomie und Keilentnahme ergibt das zum Femurschaft parallele Anschrauben des Plattenschaftes automatisch die vorausberechnete Korrektur. Wichtig ist die interfragmentäre Kompression durch Gebrauch des Plattenspanners. Sie erlaubt die schmerzfreie Frühmobilisierung, deren Wichtigkeit u. a. 1965 R. u. J. Judet auch betont haben. Richtig angewandte AO-Technik schließt nach unserer Erfahrung die Gefahren von Osteotomiepseudarthrosen praktisch aus. Bei stabilen Verhältnissen wird auch ein Infekt die Heilung der Osteotomie kaum gefährden.

Die Abb. 1 und Abb. 2 beweisen, daß die radiologische Verbreiterung des Gelenkspaltes durch eine Neoformation von funktionstüchtigem Knorpel zustandekommt. Dieser Knorpel bildet sich sowohl auf der Seite des Hüftkopfes wie in der Pfanne. Unsere Befunde sind 10 und 12 Jahre alt und stammen aus einer Zeit, da viele Autoren Gelenkspaltveränderungen nach intertrochanteren Osteotomien nur als projektionsbedingt angenommen haben.

7. Zusammenfassung

Entscheidend für den Erfolg einer intertrochanteren Osteotomie ist die Indikation. Es hat sich erwiesen, daß eine vertrauensvolle Kooperation des Patienten und eine kompetente postoperative Betreuung von großer Bedeutung sind.

Zusammenfassend kann festgestellt werden, daß bei guter Gelenkkongruenz und guter Abduktionsfähigkeit die Varisations-Osteotomie indiziert ist. Besteht ein Streckausfall oder ist die Abduktion in einer Flexionsstellung besser, so ist immer zusätzlich eine Extensions-Osteotomie notwendig. Die Varisations-Extensions-Osteotomie ist außerdem, unabhängig vom Bewegungsausmaß, in allen Fällen von fixierter Abduktions-Flexions-Fehlstellung indiziert. Im Gegensatz zur Kongruenz spielt für die Indikation zur Varisations-Osteotomie die Breite des Gelenkspaltes keine Rolle.

Bei fortgeschrittenen Arthrosen mit fehlender Abduktion, beim Vorliegen eines medialen Kopfosteophyten, bei großen, deformierten Köpfen nach Epiphysenlösung oder Perthes, bei medialen Arthrosen mit Protrusionsneigung und allgemein bei fixierter Adduktions-Fehlstellung ist die Valgisations-Osteotomie indiziert. Wegen des meist vorliegenden Streckausfalls ist auch sie mit einer Extensions-Osteotomie zu kombinieren. Bei der Indikation zur Valgisations-Osteotomie spielt die Gelenkkongruenz eine kleinere Rolle als bei der Varisations-Osteotomie. Die Gelenkspaltbreite spielt auch hier für die Indikation keine Rolle.

Die Medialverschiebung des Schaftes gehört wesensmäßig zur Varisations-Osteotomie, die Lateralisation zur Valgisation. Dadurch wird beim normalen Kniegelenk eine pathogenetische Verlagerung der Traglinie vermieden. Beim Valguskgnie hat eine Varisation die Medialverschiebung kaum nötig, bei einem Varusknie entfällt eine Lateralisation des Schaftes anläßlich einer Valgisations-Osteotomie.

Die Korrekturplanung in der Frontalebene (Pauwels) muß ergänzt werden durch die Korrekturmöglichkeiten in der Sagittalebene im Sinne der Extension und der Flexion. Dabei dient die Extension der Stellungskorrektur zur Verminderung des Gesamtdruckes, die Extension und die Flexion bei genügender Gelenkbeweglichkeit der Verbesserung der Kongruenz und damit der Druckverteilung. Nach Maßgabe der Konturaufnahmen (Schneider) werden dabei relativ intakte, sphärische cranioventrale oder craniodorsale Kopfbezirke in die Hauptbelastungszone eingestellt. Bei traumatischen Kopfdefekten oder partiellen Kopfnekrosen haben sich diese Osteotomien ganz besonders bewährt.

Die intertrochantere Osteotomie erfordert eine Operationsplanung mit Bestimmung des Plattentyps. Die sichere Durchführung von Korrekturkombinationen ist nur nach der AO-Technik möglich. Die Lage des Klingensitzes im Schenkelhals, der vor der Osteotomie angelegt wird, sichert in Verbindung mit der vorbestimmten Platte die geplanten Korrekturen. Die stabile Kompressionsosteosynthese verhindert nicht nur sekundäre Dislokationen, sie ermöglicht vor allem die für uns entscheidend wichtige Frühmobilisierung. Osteotomiepseudarthrosen kommen bei korrekter Operationstechnik nicht vor.

Leider bleibt die Prognose einer intertrochanteren Osteotomie immer noch mit schwer determinierbaren Faktoren belastet. Es sind dies die Beurteilung der Reaktivität, d. h. der Umbaupotenz des Femurkopfes und die Erfassung entzündlicher Faktoren. Trotzdem hat die Erfahrung gezeigt, daß in der Hälfte der Fälle mit Dauererfolgen von über 10 Jahren gerechnet werden darf. Wir sind deshalb verpflichtet, bei Patienten unter 60 Jahren die Indikation zur Osteotomie ernsthaft zu prüfen.

8. Literatur

Arnoldi, C. C. et al: Verrous engorgement and intraosseous hypertension in osteoarthritis of the hip. Journal of Bone and Joint Surgery, Vol. 54B, No. 3, 1972

Bombelli, R.: Osteoarthritis of the Hip. Berlin-Heidelberg-New York: Springer 1976

Hafner, E., H. Ch. Meuli: Röntgenuntersuchung in der Orthopädie. Bern-Stuttgart-Wien: Huber 1975

Hawk, H. E. u. Skim, S.: The nature of the intramedullary pressure of bone. Surg. Forum *21*, 475–477 (1970)

Hayashi, M.: Studies on the circulation of the femoral head using catheter semiconductor radiation detector. J. Jap. Orthop. Ass. *47/7*, 581–617 (1973)

Judet, R. et J. et al: L'ostéotomie de Mac Murray dans le traitement des coxarthroses. Revue de Chir. orthop., Tome *51*, No. 8, 681–697 (1965)

Krompecher, S.: persönliche Mitteilung 1967

von Lanz, T.: Anatomie und Entwicklung des menschlichen Hüftgelenks. Verhandlungen der Deutschen Orthopädischen Gesellschaft (S. 26). Stuttgart: Enke 1950

Maquet, P.: La latéralisation du grand trochanter. Congrès Société Belge de Chirurgie Orthopédique, Charleroi 1977

Maquet, P.: Coxarthrose protrusive. Etude biomécanique et traitement. Acta orthop. Belgica, Tome *40*, Fasc. 2 (1974)

Müller, M. E., Allgöwer, M., Willenegger, H.: Manual der Osteosynthese. Berlin-Heidelberg-New York: Springer 1969

Müller, M. E., Allgöwer, M., Schneider, R., Willenegger, H.: Manual der Osteosynthese. Berlin-Heidelberg-New York: Springer 1977

Müller, M. E.: Intertrochanteric Osteotomies in Adults: Planning and Operating Technique. Cruess & Mitchell, Surgical Management of Degenerative Arthritis of the Lower Limb. Philadelphia: Lea & Febiger 1975

Müller, M. E.: Die hüftnahen Femurosteotomien. Stuttgart: Thieme 1971

Pauwels, F.: Atlas zur Biomechanik der gesunden und kranken Hüfte. Berlin-Heidelberg-New York: Springer 1973

Phillips, R. S.: Phlebography in osteoarthritis of the hip. Journal of Bone and Joint Surgery, *48-B*, 280–288 (1966)

Plass, U.: Spätergebnisse nach intertrochanteren Osteotomien. Z. Orthop. *112*, 699–703 (1974)

Olsson, Sven S.: Intertrochanteric osteotomy of the femur with AO-Technique for osteoarthritis of the hip joint. Acta orthop. Scand. *45*, 914–925 (1974)

Osborne, G. V., Fahrni, W. H.: Oblique displacement osteotomy for Osteoarthritis of the hip joint. Journal of bone and joint surgery, British Volume, *32*, 148–160 (1950)

Schneider, R.: Mehrjahresresultate eines Kollektivs von 100 intertrochanteren Osteotomien bei Coxarthrose. Helv. Chir. Acta, *33*, Fasc. ¹/₂, 185–205 (1966)

Schneider, R.: Die intertrochantere Extensions- und Flexionsosteotomie bei traumatischen Hüftkopfdefekten Unfallheilkunde *80*, 177–181 (1977)

Schneider, M., Weill, D.: La place de l'ostéotomie intertrochantérienne valgisante (Pauwels II) dans le traitement chirurgical de la coxarthrose. Principes biomécaniques. Résultats. Rev. Rhum. *42/1*, 53–57 (1975)

Wagner, H.: Persönliche Mitteilung 1976

Watillon, M., Hoet F., Maquet, P.: Analyse de résultats d'Ostéotomies de Pauwels dans la coxarthrose évoluée. Congrès Société Belge de Chirurgie Orthopédique. Charleroi 1977 (804 Fälle 3–30 J.)

Willert, H. G., Safert, D.: Die Behandlung segmentaler, ischämischer Hüftkopfnekrosen mit der intertrochantären Flexionsosteotomie. Z. Orthop. *113*, 974–994 (1975)

9. Sachverzeichnis

R. Bombelli
Osteoarthritis of the Hip
Pathogenesis and Consequent Therapy
With a Foreword by M. E. Müller
1976. 160 figures, 70 in color. X, 136 pages
Cloth DM 178,–; approx. US $ 97.90
ISBN 3-540-07842-8

J. Charnley
Low Friction Arthroplasty of the Hip
Theory and Practice
1979. 440 figures, 205 in colour, 22 tables.
X, 376 pages
Cloth DM 96,–; approx. US $ 52.80
ISBN 3-540-08893-8

Die Frakturenbehandlung bei Kindern und Jugendlichen
Herausgeber: B. G. Weber, C. Brunner, F. Freuler
Unter Mitarbeit zahlreicher Fachwissenschaftler
1978. 462 Abbildungen, 27 Tabellen. X, 414 Seiten
Gebunden DM 278,–; approx. US $ 152.90
ISBN 3-540-08299-9

F. Freuler, U. Wiedmer, D. Bianchini
Gipsfibel 1
Geläufige Fixationen und Extensionen bei
Verletzungen im Erwachsenenalter
Mit einem Vorwort von B. G. Weber
1975. 42 Abbildungen in 155 Teildarstellungen.
XII, 110 Seiten
(Kliniktaschenbücher)
DM 19,80; approx. US $ 10.90
ISBN 3-540-06922-4

U. Wiedmer, F. Freuler, D. Bianchini
Gipsfibel 2
Geläufige Fixationen und Extensionen bei
Verletzungen im Kindesalter
Mit einem Vorwort von B. G. Weber
1976. 55 Abbildungen in 198 Teildarstellungen.
XII, 152 Seiten
DM 24,60; approx. US $ 13.60
ISBN 3-540-07521-6

R. Liechti
Die Arthrodese des Hüftgelenkes und ihre Problematik
Mit einem Geleitwort von M. E. Müller,
B. G. Weber
1974. 266 Abbildungen. XVIII, 270 Seiten
Gebunden DM 148,–; approx. US $ 81.40
ISBN 3-540-06636-5
Distribution rights for Japan: Igaku Shoin, Ltd.,
Tokyo

Manual der Osteosynthese
AO-Technik
Von M. E. Müller, M. Allgöwer, R. Schneider,
H. Willenegger
In Zusammenarbeit mit zahlreichen Fachwissen-
schaftlern
2., neubearbeitete und erweiterte Auflage. 1977.
345 zum Teil farbige Abbildungen, 2 Schablonen
für präoperative Planung. X, 409 Seiten
Gebunden DM 236,–; approx. US $ 129.80
ISBN 3-540-08016-3

F. Pauwels
Atlas zur Biomechanik der gesunden und kranken Hüfte
Prinzipien, Technik und Resultate einer kausalen
Therapie
1973. 305 Abbildungen in 852 Einzeldarstellungen.
VIII, 276 Seiten
Gebunden DM 390,–; approx. US $ 214.50
ISBN 3-540-06048-0
Distribution rights for Japan: Igaku Shoin Ltd.,
Tokyo

W. W. Rittmann, S. M. Perren
Corticale Knochenheilung nach Osteosynthese und Infektion
Biomechanik und Biologie
Unter Mitarbeit von M. Allgöwer, F. H. Kayser,
J. Brennwald
1974. 65 zum Teil farbige Abbildungen in 154 Ein-
zeldarstellungen. VII, 76 Seiten
Gebunden DM 68,–; approx. US $ 37.40
ISBN 3-540-06884-8

Die wissenschaftlichen Grundlagen des Gelenkersatzes
Herausgeber: S. A. V. Swanson, M. A. R. Freeman
Übersetzt aus dem Englischen von H. Krahl,
H. Roesler
1979. 81 Abbildungen, 9 Tabellen. X, 206 Seiten
Gebunden DM 98,–; approx. US $ 53.90
ISBN 3-540-09389-3

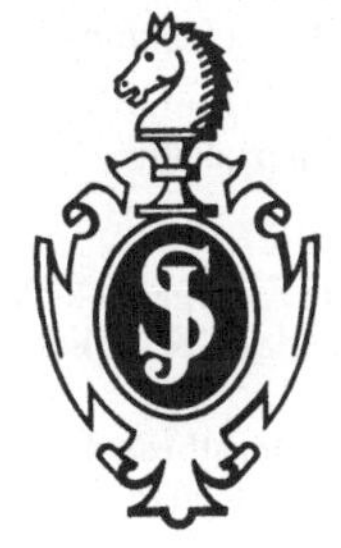

Springer-Verlag
Berlin
Heidelberg
New York